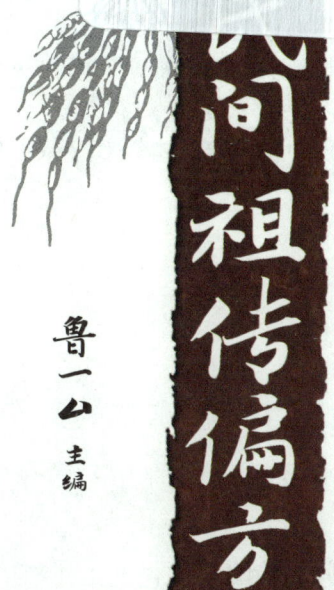

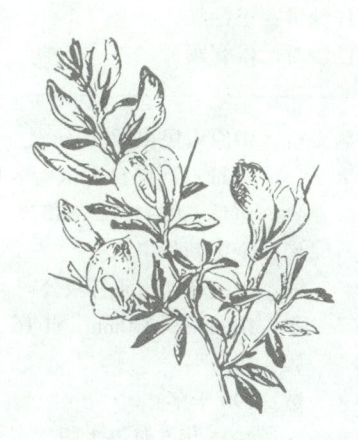

民间祖传偏方

鲁一山 主编

中原农民出版社
·郑州·

图书在版编目（CIP）数据

民间祖传偏方 / 鲁一厶主编. -- 郑州：中原农民出版社，2025.5. -- ISBN 978-7-5542-3137-1

Ⅰ．R289.2

中国国家版本馆 CIP 数据核字第 20255JC186 号

民间祖传偏方
MINJIAN ZUCHUAN PIANFANG

出 版 人：刘宏伟	责任印制：孙　瑞
选题策划：柴延红	美术编辑：杨　柳
责任编辑：王艳红	特约设计：东合社
责任校对：侯智颖	

出版发行：中原农民出版社
　　　　　地址：河南自贸试验区郑州片区（郑东）祥盛街 27 号 7 层
　　　　　电话：0371-65788879
经　　销：全国新华书店
印　　刷：河南承创印务有限公司
开　　本：160mm×230mm　1/16
印　　张：10
字　　数：190 千字
版　　次：2025 年 5 月第 1 版
印　　次：2025 年 5 月第 1 次印刷
定　　价：58.00 元

如发现印装质量问题，影响阅读，请与出版社联系调换。

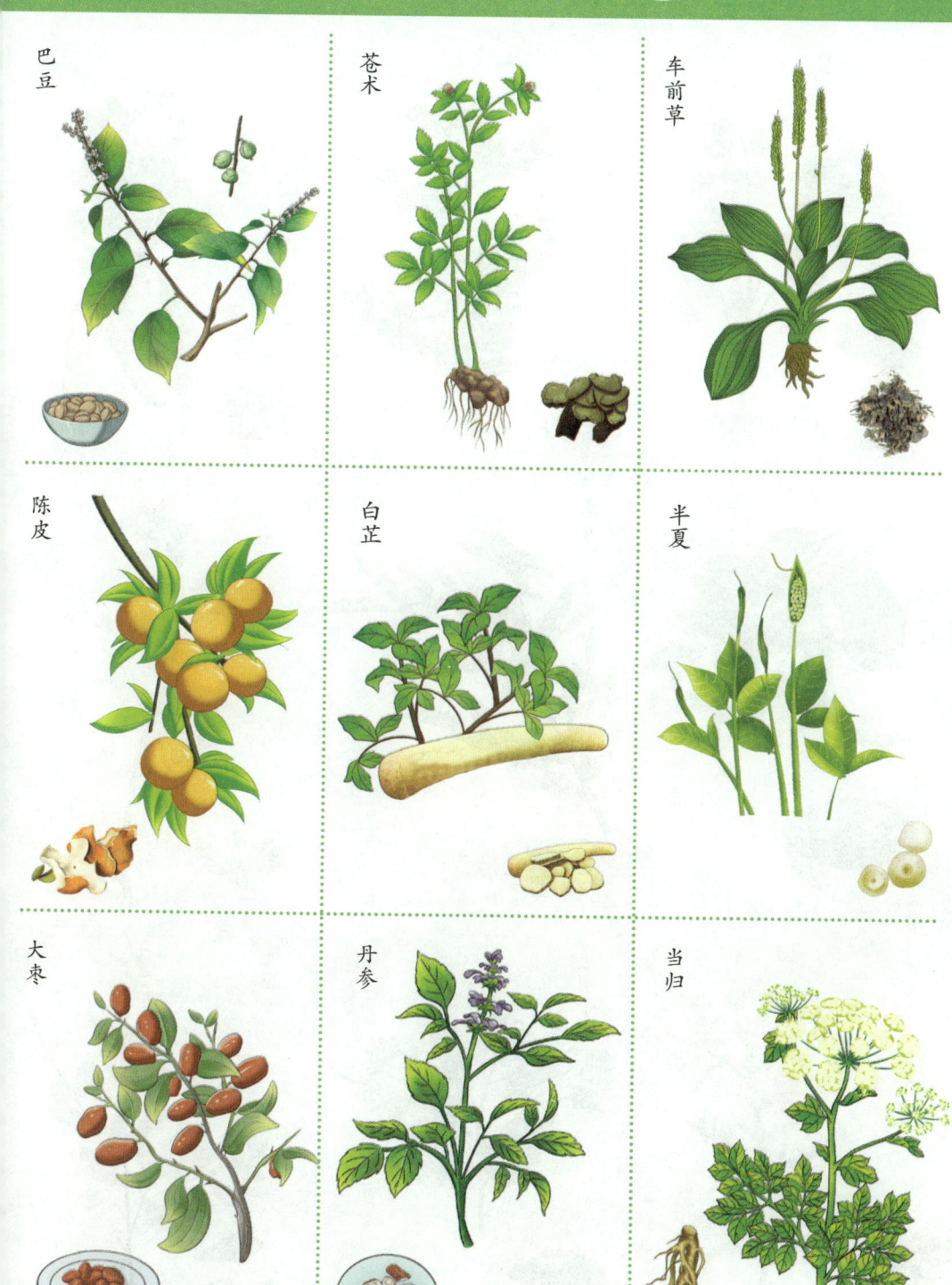

中草药图鉴

巴豆	苍术	车前草
陈皮	白芷	半夏
大枣	丹参	当归

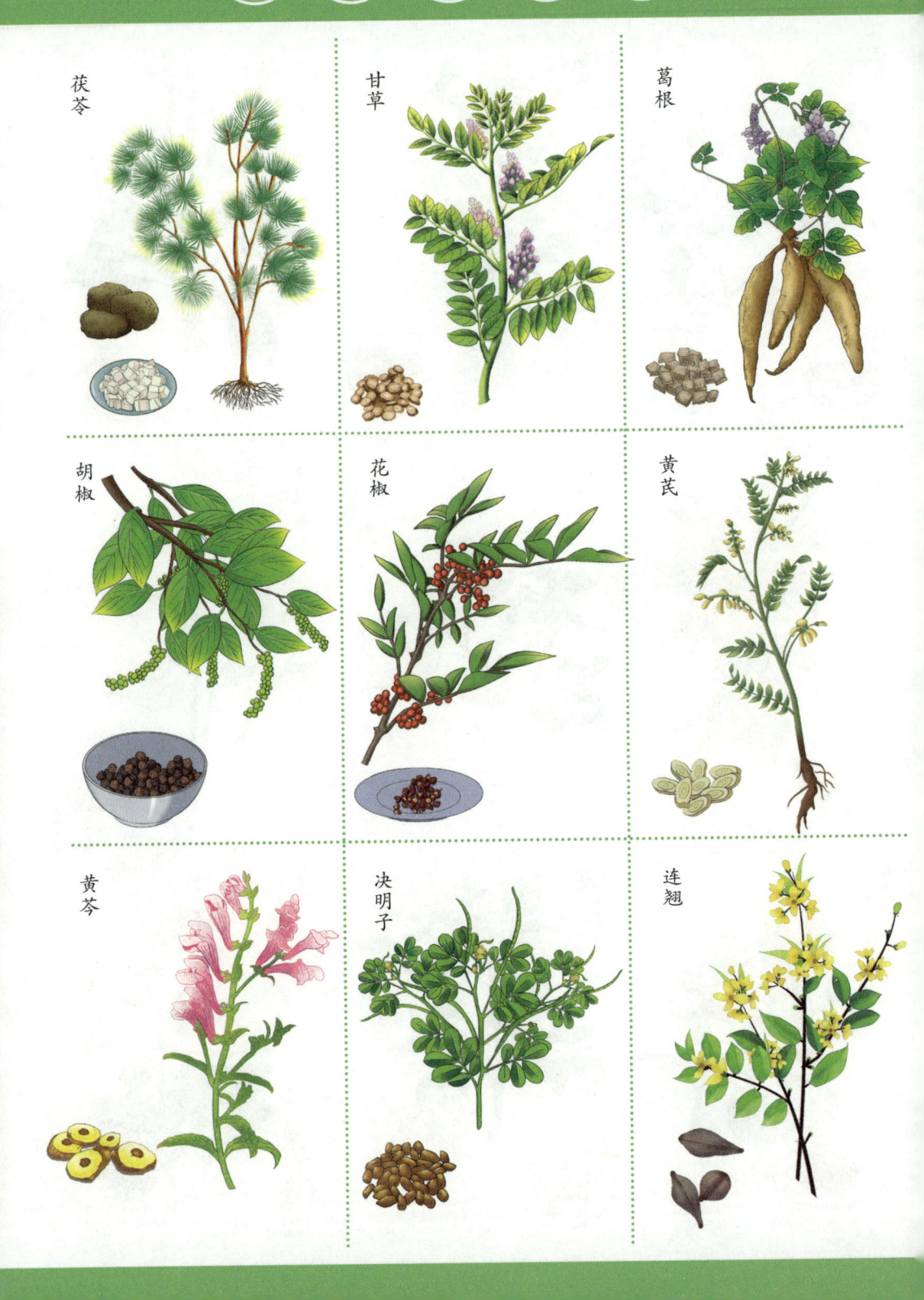

中草药图鉴

茯苓	甘草	葛根
胡椒	花椒	黄芪
黄芩	决明子	连翘

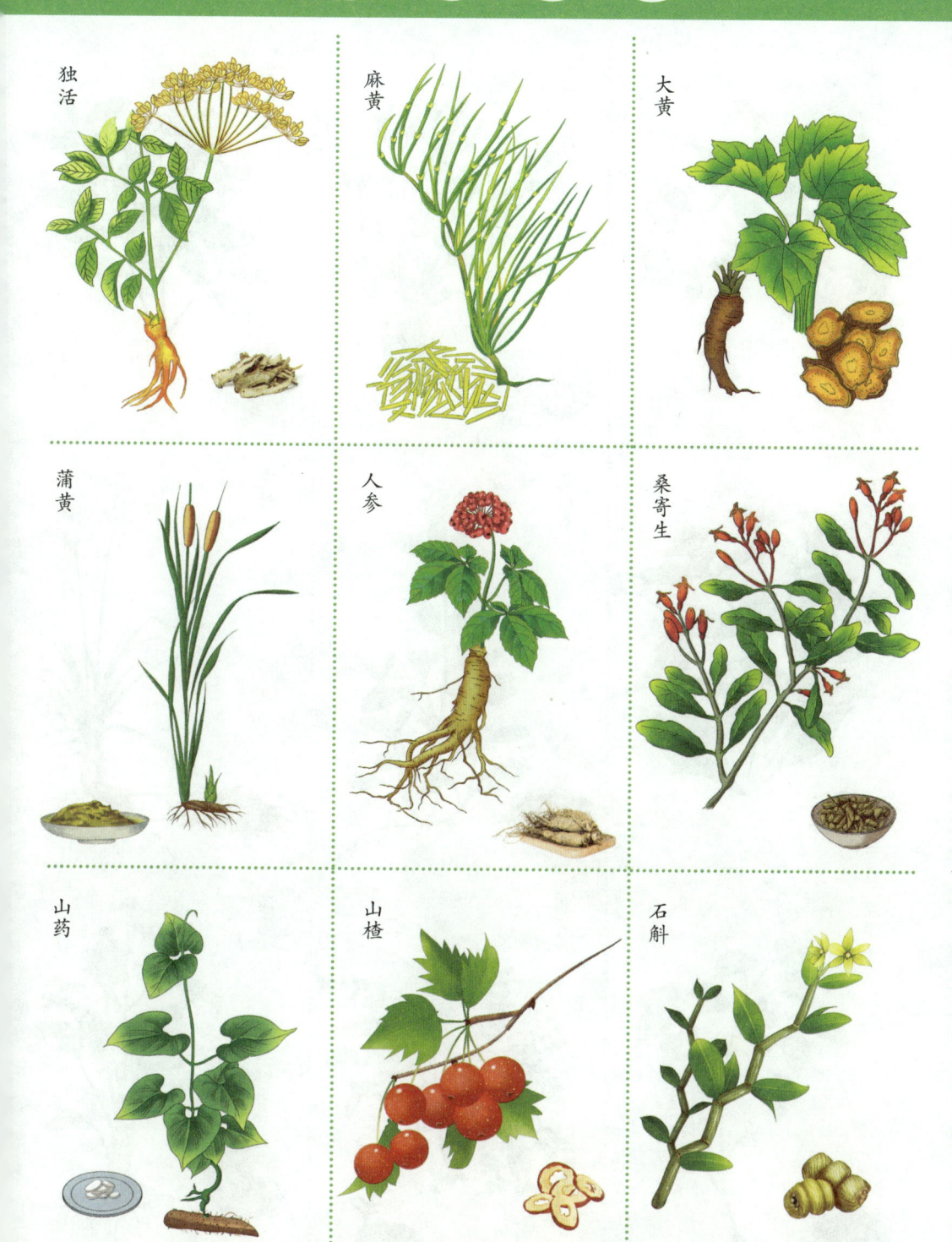

中草药图鉴

独活	麻黄	大黄
蒲黄	人参	桑寄生
山药	山楂	石斛

中草药图鉴

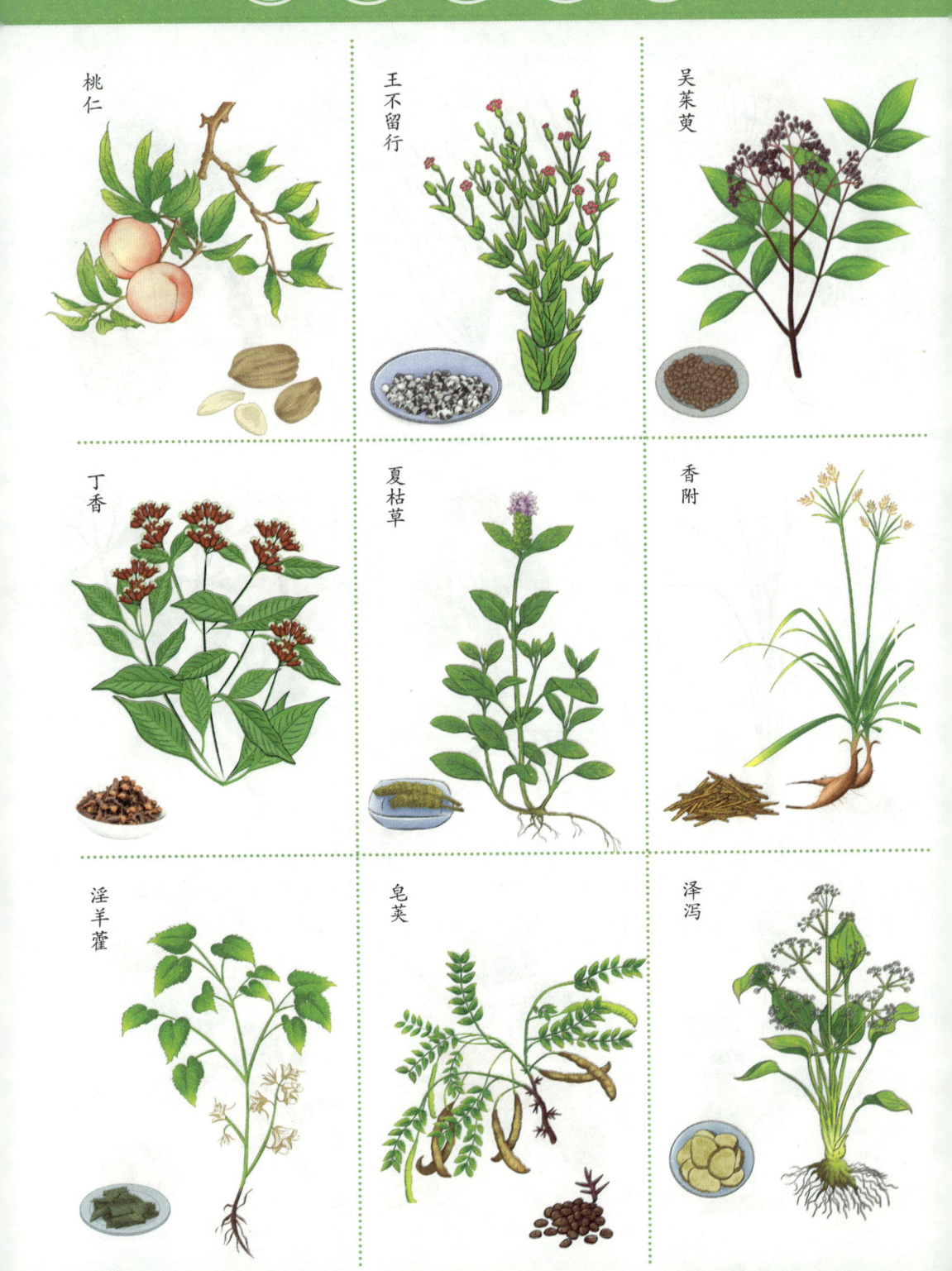

桃仁	王不留行	吴茱萸
丁香	夏枯草	香附
淫羊藿	皂荚	泽泻

前言

  中医学在中国有着几千年的发展历史，积累了无数的治病偏方。目前，很多偏方依然在使用，而且与现代科技和现代医学相结合，成为新的治疗方法，继续护卫着人们的健康。

  为了使有效实用的偏方继续服务于大众，我们将部分医方与临床病症相结合，归类整理，适当修改编辑成册。有些医方采自古医籍，语言文学尚有古意，并不会影响大众阅读理解。本书图文并茂，生动直观，集科学性、实用性、可读性、趣味性于一体，值得普通家庭和广大医学爱好者、医务工作者阅读、收藏与研究。

  中医讲究辨证施治，医方需要在医师指导下选择使用。如果病情严重还须及时就医，请勿擅自用药。

  由于编者水平有限，不足之处在所难免，希望各位读者批评指正。

编者

2024 年 8 月

目录

第一章 常见病的治疗

咳嗽 / 1

眩晕 / 4

头痛 / 7

鼻塞、打鼾 / 10

失眠、盗汗 / 12

发热 / 15

呕吐、呃逆 / 18

腹泻 / 21

第二章 内科疾病的治疗

感冒 / 23

支气管炎 / 26

哮喘 / 30

胃肠疾病 / 33

痢疾 / 36

肾病 / 39

肝胆病 / 42

心脑血管疾病 / 45

神经系统疾病 / 48

糖尿病 / 50

便秘 / 52

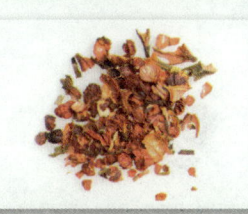

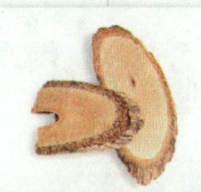

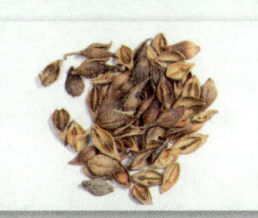

第三章　外科疾病的治疗

烧烫伤 / 55

叮咬伤、破伤风 / 58

损伤、肿痛 / 60

关节疾病 / 63

痔疮、脱肛 / 65

第四章　皮肤科疾病的治疗

皲裂 / 67

湿疹 / 68

麻疹、荨麻疹 / 70

狐臭 / 72

鸡眼 / 74

疮、痱子 / 75

瘙痒、皮炎 / 78

头癣 / 80

体癣 / 81

手足甲癣 / 82

神经性皮炎 / 84

冻疮 / 85

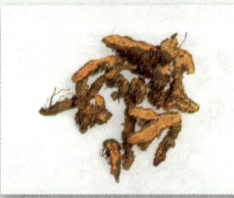

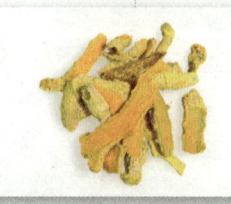

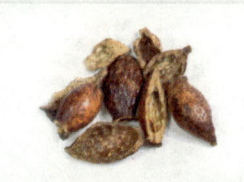

第五章　五官科疾病的治疗

眼科疾病 / 86

耳科疾病 / 89

鼻科疾病 / 92

口腔疾病 / 94

咽喉疾病 / 97

第六章　儿科疾病的治疗

小儿厌食 / 99

小儿惊厥 / 101

小儿肺炎 / 103

小儿遗尿 / 104

百日咳 / 105

小儿夜啼 / 106

小儿消化不良 / 107

第七章　妇科疾病的治疗

外阴溃疡 / 109

滴虫性阴道炎 / 111

真菌性阴道炎 / 112

急性子宫颈炎 / 114

急性盆腔炎 / 115

慢性盆腔炎 / 117

外阴瘙痒 / 119

子宫肌瘤 / 120

闭经 / 122

痛经 / 123

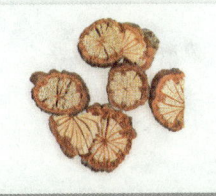

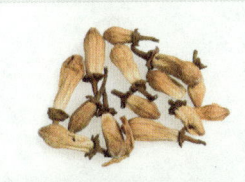

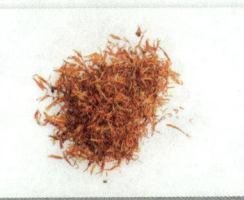

第八章　解毒偏方

解食物中毒偏方 / 125

解烟毒、酒毒偏方 / 126

附录　美容保健方

洁齿白牙 / 128

生眉扶睫 / 129

明目益睑 / 131

健鼻护耳 / 133

生发茂发 / 135

乌须黑发 / 137

洁发止痒 / 139

润肤悦颜 / 141

增白莹面 / 142

祛斑洁面 / 143

抗皱驻颜 / 144

减肥轻身 / 146

丰体健身 / 148

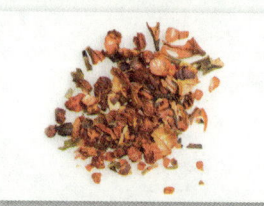

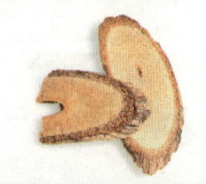

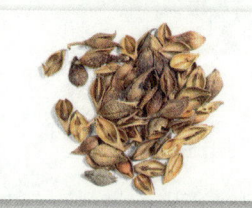

第一章
常见病的治疗

咳 嗽

咳嗽是肺部疾患的主要证候，可见于多种疾病。有声无痰为咳，有痰无声为嗽，既有声又有痰称为咳嗽。咳嗽虽然主要是肺经的病，但与其他脏腑也有关系。多发于老人和幼儿，尤以冬春季节多见。咳嗽多见于现代医学的呼吸道感染、急慢性支气管炎、肺炎、肺结核、百日咳、支气管扩张等疾病。

百合、枇杷等治疗咳嗽

【配方】百合、枇杷、鲜藕各30克。

【用法】枇杷去核，鲜藕洗净切成片，与鲜百合一起煮汁，加入适量白糖（冰糖更好），代茶饮。

【主治】燥热伤肺所致的咳嗽。

缓息汤治疗咳嗽气喘

【配方】桑白皮45克，白茯苓、白僵蚕（炒去丝）、桔梗（去芦）、白术、陈皮（去白）、杏仁（去皮尖研后入）各15克，甘草（炙）、人参（去芦）各7.5克。

【用法】共研为末。每服3克，用水150毫升，加生姜3片，杏仁2个，煎至90毫升。去渣，时时温服。

【主治】肺气不足，外感风邪，咳嗽气喘。

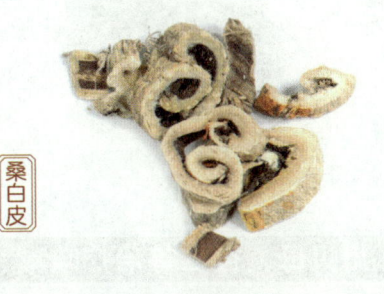

桑白皮

芝麻、冰糖治疗夜咳

【配方】生芝麻15克，冰糖10克。

【用法】芝麻与冰糖一起放入碗中，

民间祖传偏方

用开水冲饮。
【功效】润肺,生津。
【主治】夜咳不止。

紫菀汤治疗咳嗽

【配方】紫菀、桑白皮(炙锉)、桔梗(炒)、续断各45克,赤小豆27克,甘草(炙锉)、五味子各30克,生干地黄(酒洗切焙)75克,青竹茹6克。
【用法】前8味,粗捣筛。每服15克,用水220毫升,加入青竹茹6克,煎至150毫升,去渣,食后温服,良久再服。
【加减】若热甚,加麦冬(去心)30克,石膏45克。
【主治】虚劳,骨蒸,咳嗽。

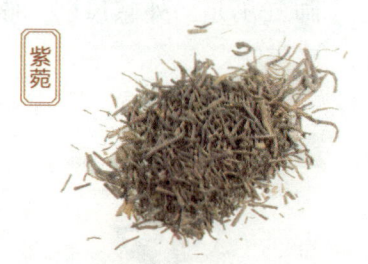

川贝母、杏仁等治疗咳嗽

【配方】川贝母3克,苦杏仁9克,梨汁1小杯,糖适量。
【用法】苦杏仁用水泡软后捣碎,加水200毫升,煎汤去渣,加入川贝母、梨汁、糖,研成杏仁乳。每日服2次,每次15毫升。
【主治】咳嗽。

家秘润肺饮

【配方】薏苡仁、百合、杏仁、人参、天冬、麦冬、知母、五味子各等份。
【用法】水煎服。
【功效】养阴润肺,化痰止咳。
【主治】肺燥液干,肺气壅塞,喘咳气逆,时吐痰涎,右胁缺盆牵引作痛,甚则喘息倚肩,不能睡卧,寸口脉细数。

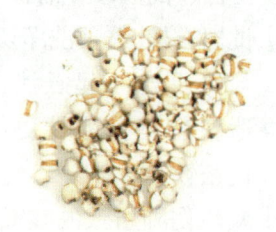

神秘汤

【配方】橘皮、桔梗、紫苏、人参、五味子各等份。
【用法】锉为散。每服12克,用水150毫升,煎至90毫升,去渣,食后服。
【主治】上气喘急不得卧。

款冬花膏

【配方】人参、白术、款冬花(去梗)、甘草(炙)、川姜(炮)、钟乳粉各15克。

【用法】共研细末,炼蜜为丸,每丸重3克。每次服1丸,空腹时用米饮送下。

【功效】温补肺气,化痰止嗽。

【主治】肺虚咳嗽。

神吸散

【配方】鹅管石(火煅好醋淬7次)、禹粮石(火煅醋淬7次)各3克,粉草0.9克,枯明矾、石膏(煅)、款冬花各1.5克。

【用法】共研细末。每次1克,至夜静食后坐片时,将药放纸上,以16厘米长竹筒直插喉内,用力吸药,速亦不怕,吸药令尽为度。以细茶汤一口,漱而咽之。吸药后3~7日,唯食白煮猪肉、鸡子。宜用公猪肺1副,加肉250克,栀子1个,炒成炭,桑白皮不拘多少,同炒至熟烂,去药,将肺煨汤。至五更,患者不要开口言语,令人将肺汤喂之,余者过时再食。

【主治】咳嗽,哮吼,喘急。

【注意事项】忌食鸡、鱼、羊、鹅肉等一切发物及生冷食物。

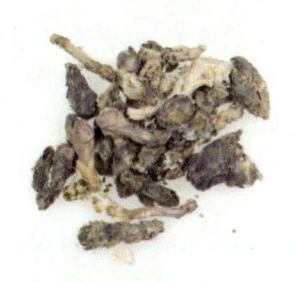

橘皮、粳米治疗咳嗽

【配方】橘皮15~20克(鲜者30克),粳米50~100克。

【用法】先把橘皮煎取药汁,去渣,然后加入粳米煮粥,或将橘皮晒干,研为细末,每次用3~5克调入已煮沸的稀粥中,再共煮为粥。

【功效】顺气,化痰。

【主治】痰湿犯肺之咳嗽。

贝母、蜂蜜治疗咳嗽

【配方】川贝母6~12克(或浙贝母3~6克),蜂蜜15~30克。

【用法】将贝母打碎,与蜂蜜共置炖盅内,隔水炖,一次服完。

【主治】肺燥咳嗽。

民间祖传偏方

眩晕

眩是目眩，即眼花或眼前发黑，视物模糊；晕是头晕，即感觉自身或外界景物旋转，站立不稳。因二者一般同时出现，故统称为"眩晕"。病因：①外邪袭入，邪气循经脉上扰颠顶，清窍被扰。②脏腑功能失调，或肾精亏耗，不能生髓，髓海不足；或是肝阳上亢，上扰清窍；或是脾胃不足，气血亏虚脑失所养。③痰湿中阻，痰湿上犯，蒙蔽清阳。④瘀血内阻，清窍受扰。

虚风丸

【配方】天蓼木、吴白芷、白鲜皮、白茯苓（去黑皮）、川芎、独活（去芦头）、防风（去芦头）、天南星（酒浸切片酒煮）、天麻（酒煮）、乌蛇（酒浸去皮骨）、全蝎（微炒）、人参（去芦头）、麻黄（去根节炒）、甘草（锉）、白术、细辛（去苗叶和土）、川乌头（炮裂去皮脐）、白僵蚕（去丝微炒）各15克，天雄（炮裂去皮脐）、黑附子（炮裂去皮脐）各11克，马牙硝（别研）、雄黄（飞研）、朱砂（飞研）各7.5克，龙脑、麝香各1.5克。

【用法】共研细末，炼蜜为丸，每30克做10丸。每服1丸，温酒化下，或荆芥汤下，食后、临卧服。

【主治】一切虚风，头痛眩晕，呕吐痰涎，牙关紧急，手足无力，麻木不仁，不省人事。

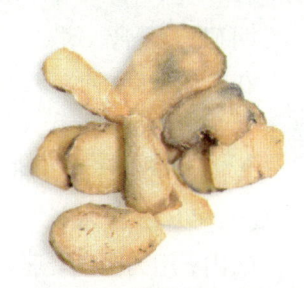

天南星

菊花、粳米治疗眩晕

【配方】干菊花10克，陈粳米50克，冰糖少许。

【用法】干菊花去蒂择净，磨成末，先以陈粳米、冰糖加水500毫升，煮至米开汤稠，加入菊花末，文火稍煮片刻停火，盖紧闷5分钟。

每日2次，稍温服食。
【功效】疏风清热止痛。
【主治】外感风热所致的眩晕。

僵蚕、天麻等治疗眩晕

【配方】僵蚕、青皮各9克，荆芥穗、白芷、羌活、天麻各6克，鸡蛋2枚。
【用法】加水适量共煮，鸡蛋熟后去皮再煮，令药味入透，取出鸡蛋即可。
【功效】祛风止眩晕。
【主治】风邪所致眩晕。

夏枯草、瘦猪肉治疗眩晕

【配方】夏枯草6～100克，瘦猪肉30～60克。
【用法】加水适量，煮至肉熟，喝汤吃肉。每日2次。
【功效】清肝火，散郁结，降血压。
【主治】肝火上炎之眩晕。

天麻、猪脑治疗眩晕

【配方】天麻10克，猪脑1个，清水适量。
【用法】放瓦盅内隔水炖熟服食，每日或隔日1次，3～4次显效。

【功效】祛风开窍通血脉。
【主治】眩晕。

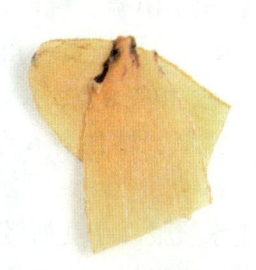

天麻

芎术汤1

【配方】川芎、半夏、白术各30克，甘草（炙）15克。
【用法】共研粗末。每服12克，加生姜5片，水煎服，不拘时饮。
【主治】湿邪上犯，眩晕呕逆，头重不食。

芎术汤2

【配方】川芎、白术、附子（生去皮脐）各15克，甘草、桂心各7.5克。
【用法】共锉为散。每服12克，用水200毫升，加生姜7片，大枣1枚，煎至140毫升，去渣，空腹服。
【主治】伤湿头痛，头重眩晕，不思饮食。

民间祖传偏方

当归、桃仁等治疗眩晕

【配方】当归10克,桃仁、红花各9克,生地黄、川芎各12克,枳壳8克,赤芍、柴胡、甘草、桔梗各6克,牛膝15克。

【用法】水煎服,每日1剂,分2次服。

【功效】祛瘀生新,活血通经。

【主治】瘀血阻络所致眩晕。

赤芍

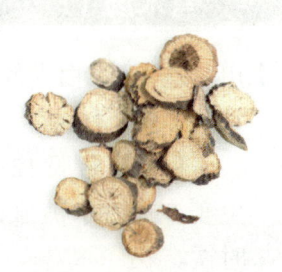

荆芥、桑叶等治疗眩晕

【配方】荆芥10克,蝉蜕6克,桑叶5克,薄荷、菊花各9克。

【用法】水煎服,每日1剂,分2次服。

【功效】解毒祛风。

【主治】外感风寒所致眩晕。

益气养血汤

【配方】黄芪15克,川芎6克,珍珠母30克,党参、白术、茯苓、当归、白芍、钩藤各9克。

【用法】水煎服,每日1剂。

【主治】气血两虚型眩晕。

党参、白术等补中益气

【配方】党参、白术、陈皮、升麻、当归、钩藤、半夏、茯苓各9克,黄芪15克。

【用法】水煎服,每日1剂。

【功效】补中益气,养血息风。

【主治】中气不足型眩晕。

熟地黄、枸杞子等治疗眩晕

【配方】熟地黄、枸杞子各15克,山茱萸12克,山药、菟丝子、川牛膝各10克,鹿角胶、龟甲胶各9克。

【用法】水煎服,每日1剂,分2次服。

【功效】滋补肾阴。

【主治】肾阴虚所致眩晕。

头 痛

头痛是很多疾病的症状之一，引起头痛的原因有150多种。头痛主要有：①高血压性头痛。②神经症状引起的头痛。③中毒引起的头痛。④偏头痛。⑤血液循环障碍性头痛。⑥颅内肿瘤性头痛。⑦流行性脑脊髓膜炎性头痛。⑧发热性头痛。

花生、醋治疗高血压

【配方】生花生仁、醋各适量。

【用法】生花生仁(带衣)半碗，用好醋浸泡7日。每日早、晚各吃10粒。血压下降后可隔数日服用1次。

【功效】清热活血，对保护血管壁、防止血栓形成有较好的作用。

菊花、槐花、绿茶治疗高血压

【配方】菊花、槐花、绿茶各3克。

【用法】以沸水沏，待浓后频频饮用。可常饮。

【功效】清热，散风。

【主治】高血压引起的头晕、头痛。

全蝎膏

【配方】全蝎21个，蜈蚣3个，五倍子15克，地龙6条(去土)。

【用法】共研细末，好酒调成膏，摊纸上，贴太阳穴。

【主治】偏正头风，气上攻，痛不可忍。

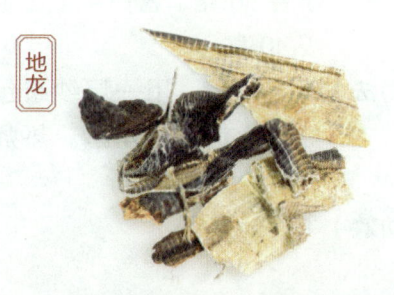

地龙

菠菜根、海蜇皮解头痛面赤

【配方】菠菜根100克，海蜇皮50克，盐、香油、味精各适量。

【用法】海蜇皮洗净切丝，再用开水烫，然后将焯好的菠菜根与海蜇皮加调料拌匀，即可食用。

【功效】平肝，清热，降压。

【主治】高血压之面赤、头痛。

民间祖传偏方

头痛散

【配方】天麻、当归、菊花、白芷、川芎、丹参、茯苓、白芍、蔓荆子各12克，红花、生地黄各10克，桃仁6克。

【用法】水煎服，每日1剂。

【主治】偏头痛。

三生散

【配方】生草乌、天南星、生白附子各30克，葱白7个，生姜40克。

【用法】研末调匀，用一层纱布包好放入锅内隔水蒸。热敷痛处，勿敷眼处。

【功效】主治偏头痛。

人参石膏汤

【配方】人参4.5克，石膏90克，半夏（去滑）6克，川芎、白术、茯苓、知母各15克，甘草（炙）30克，大栀子、黄芩各9克。

【用法】共研为末。每服3克，用水150毫升，加生姜3片，煎至90毫升，去渣温服。

【主治】伤寒咳嗽不已，心烦，风热头痛。

萝卜解酒后头痛

【配方】萝卜1个，红糖适量。

【用法】萝卜洗净后捣成泥，加适量红糖混合，冷服。

【功效】清肺凉胃，活血通气。

【主治】饮酒过量引起的头痛、头晕。

丁桂散

【配方】丁香9克，肉桂30克。

【用法】共研细末。每用少许入伤膏内贴之。

【主治】头痛。

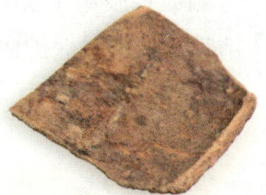

肉桂

核桃葱白生姜茶

【配方】核桃仁、葱白、生姜各25克，茶叶15克。

【用法】核桃仁、葱白、生姜一起捣烂，与茶叶一同放入砂锅中，加水一碗半煎煮。去渣一次喝下，盖被发汗，注意避风。

【功效】解表散寒，发汗退热。

【主治】感冒发热，头痛无汗。

菊花散

【配方】石膏、甘菊花（去梗）、防风（去芦）、旋覆花（去梗）、枳壳（去瓤麸炒）、蔓荆子、甘草（炙）、川羌活（去芦）各等份，生姜5片。

【用法】前8味药，咬咀。每服12克，用水230毫升，加生姜5片，煎至160毫升，去渣温服，不拘时饮。

【主治】风热上攻，头痛不止，口干烦热。

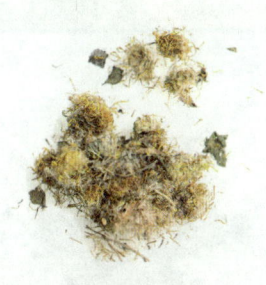

秘方茶调散

【配方】片黄芩60克（酒拌炒3次，不可令焦），小川芎30克，细芽茶9克，白芷5克，薄荷9克，荆芥穗12克。

【用法】共研细末，每服6~9克，用清茶调下。

【加减】头癫及脑痛，加细辛、藁本、蔓荆子各9克。

【功效】祛风止痛。

【主治】风热上攻、头目昏痛及头风热痛不可忍。

点头散

【配方】川芎(生)60克，香附子(去毛)120克。

【用法】共研细末，每服3克，用清茶调下。

【主治】偏正头痛。

荆菊散

【配方】蔓荆子（去萼）、甘菊各90克，地骨皮、白术各180克。

【用法】共研为末，每次2克，以酒调服。

【主治】风热头痛，性情反常，关节不利，心手不遂，骨间寒热，目中泪出，齿发不荣。

三生丸

【配方】半夏、白附子、天南星各等份。

【用法】共研细末，用生姜自然汁浸，蒸饼为丸，如绿豆大。每服40丸，食后姜汤送下。

【主治】痰厥头痛。

民间祖传偏方

鼻塞、打鼾

鼻者肺之窍。鼻不闻香臭，或但遇寒月多塞，或略感风寒而塞者，是肺经素有火邪，火甚则喜热而恶见寒，故遇冬便塞，遇风便发。若一时感风寒而鼻塞声重者，自作风寒治疗。大抵鼻之为病，除伤风鼻塞之外，皆由火热所致，俱用清热之药。鼻塞是耳鼻咽喉科常见的症状，常见的原因包括鼻炎、鼻中隔偏曲、鼻息肉、鼻窦炎等。

打鼾是指在睡觉时由于呼吸受阻，舌与软腭颤动而产生粗重的声音。打鼾是健康的大敌，由于打鼾使睡眠呼吸反复暂停，造成大脑、血液严重缺氧，易形成低氧血症而诱发高血压、脑心病、心律失常、心肌梗死、心绞痛等。

紫苏叶、豆豉、葱白治感冒鼻塞

【配方】紫苏叶、豆豉、生姜各10克，葱白5根。

【用法】每日1剂，煎2遍，每日分3次服。服后多饮热开水。如无汗者，争取出汗为佳。

【加减】头痛肢楚较重者加白芷10克；嚏多鼻塞较甚者加辛夷10克，麻黄6克；咳嗽者加杏仁、桔梗各10克。

【主治】风寒感冒，恶寒发热，头痛，鼻塞，嚏多，流清涕，肢楚无汗，咳嗽痰白。

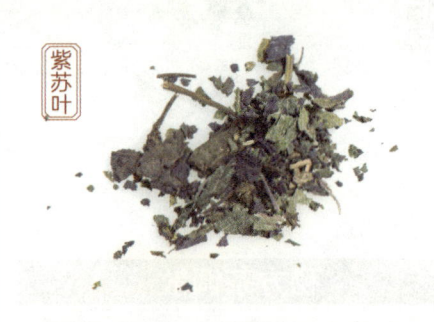

紫苏叶

补气汤

【配方】黄芪（去芦蜜水炙）90克，人参、甘草（炙）各15克，麦冬（汤浸去心）、苦桔梗（去芦炒）各30克，生姜5片。

【用法】前5味，咀。每服12克，用水225毫升，加生姜5片，煎至160毫升，去渣温服。
【主治】肺气虚弱，脉浮而软，怔忡无力，少气自汗，鼻塞，腠理不密，易感风寒。

大蒜治疗鼻炎

【配方】大蒜（紫皮者佳）适量。
【用法】大蒜洗净，捣烂如泥，过滤取其汁，与生理盐水配成40%大蒜液（或与甘油配成50%大蒜油）。以棉卷蘸液涂布鼻腔内，每日3次。
【主治】萎缩性鼻炎。症见头痛、鼻塞、嗅觉减退或消失、鼻腔内有黄绿色痂皮附着、鼻干、流涕或黄绿色臭涕、出血等。

醋蛋液治睡觉打鼾

【配方】250毫升食用醋（米醋用低度的，9度米醋应用水稀释），新鲜鸡蛋1~2枚。
【用法】将食用醋倒入铝锅内，将鸡蛋打入醋里，加水煮熟，吃蛋饮汤，一次服完。
【主治】打鼾。

民间祖传偏方

失眠、盗汗

失眠，又称入睡和维持睡眠障碍，是指有充足的睡眠条件，仍然入睡困难、睡眠深度或频度过短、早醒及睡眠时间不足或质量差等。根据中医理论，失眠主要是由阳气过盛、阴气亏虚、肾阴不足、心火过旺等原因引起。

盗汗是中医名词，是指以入睡后汗出异常、醒后即止为特征的一种症状。

鸭梨、白糖治疗失眠

【配方】鸭梨3枚，白糖25克。

【用法】梨洗净去皮切片，加水煎煮20分钟，以白糖调味，分2次服用，饮汤食梨。

【功效】清热化痰，和中安神。

【主治】痰热扰心或热病津伤，心失所养的失眠、烦闷之症。

固本锁精丹

【配方】枸杞子、锁阳、五味子、山药、黄柏（酒拌晒干炒黑色）各60克，黄芪、人参、石莲肉、海蛤粉各75克，白术180克。

【用法】前9味共研为末。用白术180克，水1 300毫升，煎至500毫升，倒出汁备用。再用水1 000毫升，煎至500毫升，去渣，与前白术汁同煎，熬至250毫升，如膏，混合前药末，制丸如梧桐子大。每服50～70丸，空腹时用温酒或淡盐汤送下。

【功效】大补元气，壮阳固精。

【主治】元阳虚惫，精气不固，梦寐遗精，盗汗。

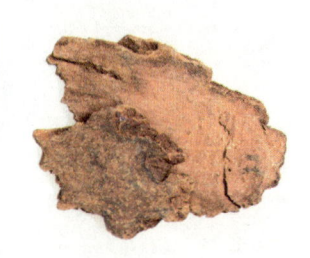

锁阳

第一章 常见病的治疗

益阴汤

【配方】山茱萸、熟地黄、牡丹皮、芍药、麦冬、五味子、山药、泽泻、灯心草、地骨皮、莲子各等份。

【用法】水煎服。

【加减】气虚，加人参。

【功效】养阴敛汗。

【主治】阴虚有热，盗汗。

醋治疗失眠

【配方】食醋10毫升。

【用法】调在一杯温开水中喝下。每日睡前1小时饮用。

【主治】失眠。

【附注】食醋能诱发机体产生5-羟色胺，这种物质有良好的镇静催眠作用。

酸枣仁、粳米治疗心悸失眠

【配方】酸枣仁5克，粳米100克。

【用法】酸枣仁炒黄研末，备用。将粳米洗净，加水煮成粥，临熟下酸枣仁末，再煮。空腹食。

【功效】宁心安神。

【主治】心悸、失眠、多梦。

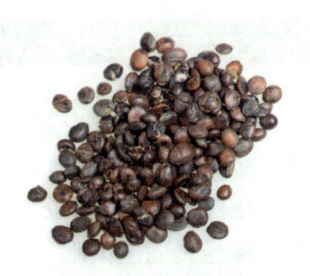

酸枣仁

大枣、葱白治疗失眠

【配方】大枣15枚，葱白8根，白糖5克。

【用法】加水2碗熬煮成1碗，临睡前顿服。

【功效】补气安神。

【主治】神经衰弱之失眠。

【注意事项】睡前用热水泡脚，多泡些时间，水凉再加热水。边泡边饮热水，疗效更好。用熬煮的水冲鸡蛋汤热饮，亦有功效。

核桃仁、黑芝麻等温补肝肾虚

【配方】核桃仁、黑芝麻、枸杞子、五味子、杭菊花各等份，蜂蜜适量。

【用法】前5味共捣烂，研为细末，炼蜜为丸，每丸重15克。每次1丸，每日3次，空腹服。

【功效】滋阴，清热。

【主治】头晕、眼花、失眠。

民间祖传偏方

大葱治疗失眠

【配方】大葱(取白)150克。
【用法】切碎放于小盘内,睡前摆在枕头边,便可安然入梦。
【主治】神经衰弱之失眠。

酸枣仁治疗失眠

【配方】酸枣仁15克。
【用法】酸枣仁焙焦为末,顿服。每日1次睡前服。
【功效】补肝益胆,宁心安神。
【主治】失眠,心悸。

浮小麦、大枣等治疗失眠

【配方】浮小麦100克,大枣30克,甘草10克。
【用法】水煎服。
【主治】皮肤瘙痒,烦躁失眠,神经衰弱,癫痫。

白术、黄芪等益气固表

【配方】白术、党参、麻黄根各10克,防风、甘草各6克,浮小麦20克,黄芪、糯稻根各15克,煅牡蛎(煎)30克,大枣5枚。
【用法】水煎服,每日1剂。
【主治】自汗伴盗汗,以头、颈、肩背尤为明显,动则益甚,神倦乏力,面色少华,肢端欠温,易感冒。

黄芪汤

【配方】黄芪、党参、白术、白芍、五味子各9克,龙骨、牡蛎各15克,浮小麦30克,大枣3枚,炙甘草3克。
【用法】水煎服,每日1剂。
【主治】自汗,盗汗。

发 热

发热是指体温升高超出正常范围，或体温正常但自觉身热不适的现象，俗称"发烧"。发热伴有咽痛，常为上呼吸道感染所致，俗称"感冒"；伴有咳嗽、咳痰，可能为急性支气管炎、慢性支气管炎急性发作或肺炎；伴有大量黄色脓痰、寒战，可能为肺脓肿；午后低热伴有食欲减退、消瘦、盗汗、咳嗽，可能为肺结核；伴有右上腹痛、厌油，可能为胆囊炎；伴有转移性右下腹痛可能为急性阑尾炎；伴有腰痛、尿频、尿急、尿痛，可能为泌尿系统感染；伴有较严重头痛、恶心、喷射性呕吐，可能为脑膜炎。

淡竹叶、鸭舌草解毒退热

【配方】淡竹叶30克，鸭舌草60克。
【用法】共煎2次，每次用水500毫升，煎半小时，两次混合，取汁当茶饮。
【功效】清热解毒。
【主治】流感、高热烦渴或原因不明的高热。

大青叶、金银花治疗发热

【配方】大青叶10克，金银花15克，蜂蜜50克。
【用法】大青叶、金银花水煎3~5分钟后去渣，在汤液中加入蜂蜜搅匀饮用。热重不退者每日可服3~4剂。
【功效】疏散风热。
【主治】外感风热、发热较重者。

菊花、白菜根清暑退热

【配方】菊花15克，白菜根3~5个，白糖适量。
【用法】白菜根洗净切片，与菊花一起水煎，加白糖趁热饮服，盖被发汗。每日1剂，连服3~4日。
【功效】清暑退热。
【主治】夏季暑湿伤表发热。

鸭跖草、威灵仙等治疗外感性高热

【配方】鸭跖草30克，马鞭草、威灵仙各20克，青蒿10克，柴胡12克。

民间祖传偏方

【用法】水煎服。
【主治】外感性高热。

霜桑叶、牡丹皮等治疗长期低热

【配方】霜桑叶、地骨皮各10克，牡丹皮12克，柴胡14克。
【用法】加水后用文火煎煮，分次饮服。
【主治】长期低热。

熟地黄、白茯苓等治疗阳虚发热

【配方】熟地黄8克，怀山药、白茯苓、葱结各30克，鸡骨架、猪肘各500克，制附片、肉桂各15克，雪豆200克，生姜块25克，胡椒粉1克，花椒18粒，味精1克，精盐12克。
【用法】猪肘去尽残毛，放火上烧焦肉皮，放淘米水中浸泡约30分钟，用刀刮洗成黄色，雪豆洗净发涨，鸡骨架洗净砍成数块；姜、葱洗净，再将锅置旺火上，加清水，入鸡骨、雪豆、制附片、猪肘烧沸后，去血沫，加姜、葱、花椒，改用中火煮约60分钟，再放小火上，加熟地黄、怀山药、白茯苓、胡椒粉、精盐缓缓煨炖至猪肘烂熟，汁浓，拣去鸡骨架、姜、葱、花椒，再加味精调味即成。
【功效】温阳，引火归原。
【主治】阳虚发热。

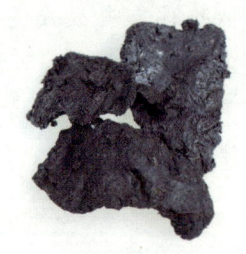

地黄、酸枣仁等治疗阴虚发热

【配方】生地黄汁约80毫升（或用干地黄60克），粳米100克，酸枣仁10克，生姜20片。
【用法】粳米加水煮粥，煮沸后加入生地黄汁、酸枣仁和生姜，煮成稀粥食用。
【功效】滋阴清热。
【主治】阴虚发热。

枸橼、粳米理气清热

【配方】枸橼15克，粳米50克，冰糖少许。
【用法】枸橼洗净，水煎去渣，取汁约500毫升，煮粳米，待粥熟时加入冰糖搅匀即成。每日早、晚空腹服食，

5～7日为1个疗程。
【功效】理气解郁清热。
【主治】气郁之发热。

大青叶、金银花治风热

【配方】金银花15克，大青叶10克，蜂蜜50克。
【用法】金银花、大青叶放入锅内，加水煮沸，3分钟后将药液滤出，放入蜂蜜，搅拌均匀，即可饮用。发热重，服1剂不退者，1日内可连续服3剂。
【功效】疏散风热。
【主治】外感风热发热重者。

大山丹干根治疗高热

【配方】大山丹干根15克。
【用法】水煎服，频饮。
【功效】祛风寒。
【主治】感冒高热不退。

绿豆、绿茶治疗体内积热

【配方】绿豆50克，绿茶5克，冰糖15克。
【用法】绿豆洗净捣碎，放入砂锅加水3碗煮至1碗半，再加入茶叶煮5分钟，加入冰糖拌化，待温后分2次服食。每日1次，连服3日。
【功效】清热祛火。
【主治】春季体内积热。

枸杞根、何首乌等治疗发热

【配方】枸杞根30克，胡黄连10克，何首乌20克。
【用法】水煎服。
【主治】外感性高热。

民间祖传偏方

呕吐、呃逆

呕吐是指胃和部分小肠内容物经食管、口腔排出体外。呕吐可将胃内的有害物质吐出，是机体的一种防御反射，具有一定的保护作用。频繁而剧烈的呕吐可引起脱水、电解质紊乱等。中医认为，引起剧烈呕吐的原因是饮食不节、过食生冷油腻之物致使胃气不能下行或者外邪犯胃、胃失平和、胃气上逆；也有可能是由于痰湿困于脾胃、清气不升、浊气不降而致。

呃逆即打嗝，指气从胃中上逆，喉间频频作声，声音急而短促，是由横膈痉挛收缩引起的。中医认为，呃逆主要是胃气上逆所致。通常与饮食不节、过食生冷胃寒、过食辛辣胃热、肝气郁结、横逆犯胃、久病脾胃阳虚、热病胃阴被灼、虚火上逆胃气不降、气机逆乱有关。

豆腐开胃止呕

【配方】豆腐2块，盐适量，味精少许。

【用法】水开后下料，煮20分钟。食饮。

【功效】凉胃，止呕。

【主治】饭后腹不适，口苦发黏，舌苔厚，食无味或反酸嗳气以及水土不服引起的恶心呕吐等。

橘皮干姜汤

【配方】橘皮、通草、干姜（炮）、桂心、甘草（炙）各60克，

人参30克。

【用法】锉如麻豆大。每服12克，水300毫升，煎至180毫升，去渣温服，每日3服。

【主治】伤寒哕逆不止。

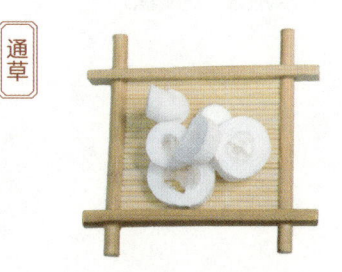

通草

人参白术汤

【配方】人参、黄芩、柴胡、干葛、栀子仁、甘草（炙）各15克，

白术、防风、半夏（泡7次）、五味子各等份，生姜3片。

【用法】前10味，㕮咀。每服12克，加生姜3片，以水煎服。

【主治】气虚呃逆。

甘蔗汁、鲜姜汁治疗吐食干呕

【配方】甘蔗汁半杯，鲜姜汁1汤匙。

【用法】甘蔗汁是将甘蔗剥去皮，捣烂取的汁液（姜汁制法与此同）。将两汁和匀，稍温饮服，每日2次。

【功效】清热解毒，和胃止呕。

【主治】胃癌初期、妊娠反应、慢性胃病等引起的反胃吐食或干呕不止。

白胡椒、制半夏等治疗呕吐

【配方】白胡椒、制半夏、鲜姜各等份。

【用法】前2味共研细末，鲜姜煎汤。以姜汤和面同白胡椒末、半夏末调匀并捏成大丸。每服30～40丸，用姜汤送下，每日2次。

【功效】暖肠胃。

【主治】呕吐，包括胃炎、幽门狭窄、胃癌初期等的呕吐。

第一章　常见病的治疗

人参复脉汤

【配方】人参、麦冬（去心）、陈皮、半夏（姜炒）各6克，白术（去芦）4.5克，白茯苓（去皮）9克，五味子1.2克，竹茹12克，甘草2.4克，生姜5片。

【用法】前9味锉碎，加生姜5片，水煎服。

【主治】呃逆而无脉。

青橘散

【配方】青橘皮（汤浸去白）、甘草（锉）各30克，木香15克，白芷7.5克，枳壳（去瓤麸炒）、桂（去粗皮）各15克。

【用法】甘草炒至微黄色，入诸药同炒至褐色，捣罗为末。每服3克，入盐沸汤服。

【功效】和胃气。

【主治】干呕。

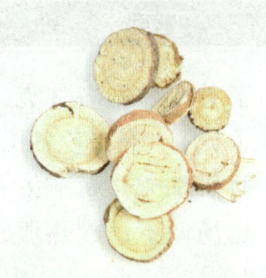

甘草

民间祖传偏方

藿香安胃散

【配方】藿香、丁香、人参各7.5克，橘红15克。

【用法】共研细末。每服6克，水350毫升，加生姜1片，同煎至250毫升，空腹时和渣冷服。

【主治】脾胃虚弱，食欲不振，食即呕吐。

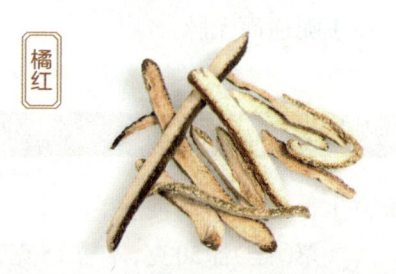

橘红

韭菜根治疗呕吐反胃

【配方】韭菜根适量。

【用法】洗净，捣烂绞取汁约1小酒杯，用少许开水冲服。

【主治】呕吐。

丁香散

【配方】丁香、柿蒂各3克，甘草（炙）、高良姜各1.5克。

【用法】共研细末。每服6克，用热汤调下，趁热服，不拘时候。

【主治】胃寒哕逆。

陈醋、明矾、面粉治疗呕吐

【配方】陈醋、明矾、面粉各适量。

【用法】共调成糊状。用时敷于两足心涌泉穴，用纱布包扎固定，一般半小时后可发挥止呕作用。

【功效】消积解毒，清热散瘀。

【主治】呕吐不止，泄泻。

橘皮汤

【配方】橘皮6克，生姜12克。

【用法】加水700毫升，煮至300毫升，温服100毫升。下咽即愈。

【功效】行滞，止呕。

【主治】干呕哕，手足厥冷。

丁夏汤

【配方】丁香、半夏各9克。

【用法】加生姜同煎，温服。

【主治】脾胃虚寒，停痰留饮，哕逆呕吐。

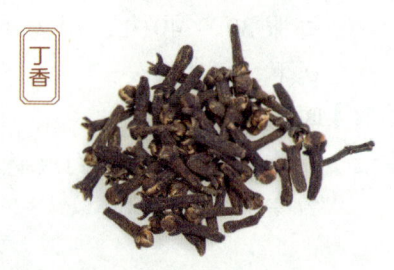

丁香

腹 泻

腹泻是指大便次数增多、变稀，甚至泻水样或脓血便。有受凉或饮食不洁史，粪便呈糊状或水样，大便常规检查红细胞、白细胞都较少，可能是急性肠炎；伴有发热和剧烈的呕吐、腹痛，若吃过不洁食物或误服过毒物，可能是食物中毒所致；腹泻物为脓血便或黏冻样，粪便次数增多，先急后重，发热、腹痛，左下腹压痛明显，往往有食不洁食物史，大便常规检查有大量白细胞，是急性细菌性痢疾；粪便为果酱样，量多、味臭，为阿米巴痢疾所致；大便次数增多，粪中有黏液和血，一般情况差，伴有贫血、消瘦，腹部可触及肿块或直肠指诊触及肿块，可能是结肠或直肠肿瘤；长期腹泻，症状轻，粪便为糊状或水样，有时可见较多的黏液，伴或不伴腹痛，可能是过敏性肠炎或慢性结肠炎、溃疡性结肠炎、克隆病等；伴发热、咽痛、乏力、肌肉酸痛，可能是轮状病毒、埃柯病毒或流感病毒感染引起的腹泻；伴恶心、呕吐或腹痛，水样便量多，有脱水症状，可能是急性胃肠炎或霍乱等；若婴幼儿泻腹粪便含脂肪球，为消化不良所致。

山药、粳米补脾胃滋肺肾

【配方】干山药片45～60克(或鲜山药100～120克)，粳米100～150克。

【用法】共煮粥。

【功效】补脾胃，滋肺肾。

【主治】脾虚腹泻，慢性久痢，虚劳咳，食少体倦，老年性糖尿病。

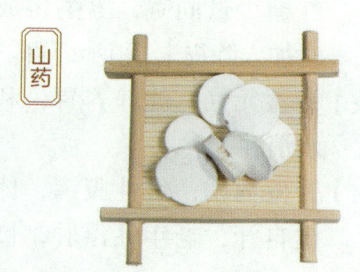

猪胆汁、绿豆粉治疗急性胃肠炎、腹泻

【配方】新鲜猪胆汁100毫升，绿

民间祖传偏方

豆粉 500 克。

【用法】混合拌匀，制成梧桐子大的丸。成人每服 6～9 克，儿童 1 克，每日服 3～4 次。

【主治】急性胃肠炎，腹泻。

栗子、白糖治疗小儿消化不良

【配方】栗子 10 枚，白糖 25 克。

【用法】栗子去皮，加水适量煮成糊膏，下白糖调味。每日 2 次。成人服用量可加倍。

【功效】养肝健脾。

【主治】小儿消化不良，脾虚腹泻。

生黄芪、陈皮等补气

【配方】生黄芪 40 克，粳米 100 克，红糖少量，陈皮末 1 克。

【用法】取生黄芪浓煎取汁，加粳米、红糖少量同煮，等粥将成时加入陈皮末，稍沸即可。

【功效】补益元气，健脾养胃，利水消肿。

【主治】劳倦内伤，慢性腹泻，体虚自汗，老年性浮肿，慢性肝炎，慢性肾炎，疮疡久溃不收口等一切气血不足的病症。

三鲜饮

【配方】鲜藿香 15 克，鲜荷叶、鲜扁豆叶、六一散（包）各 9 克。

【用法】水煎服，每日 1 剂。

【主治】暑热泄泻。

芍甘汤

【配方】杭芍药 90 克，甘草 6 克。

【用法】水煎服，每日 1 剂。

【主治】腹痛，腹泻。

苍术砂仁散

【配方】苍术、砂仁各适量。

【用法】研成细末，装瓶备用。每次 1～15 克，每日 3 次，白开水送下。

【主治】腹泻。

第二章
内科疾病的治疗

感冒

感冒俗称"伤风",四季均可发生,以咽喉发痒、鼻塞、流涕、咳嗽、咳痰、头痛、发热、全身疲倦、四肢酸痛等为主要症状。在身体过度疲劳、寒暖失常、抵抗力低下时容易发生。

霜桑叶治疗感冒

【配方】霜桑叶500克。

【用法】桑叶洗净切碎加水煮,蒸馏,收集饱和芳香水。每日2次,每服30毫升。

【功效】祛风清热。

【主治】风热感冒。

板蓝根、金银花等治疗风热感冒

【配方】板蓝根、金银花、连翘各30克,荆芥10克(后下)。

【用法】煎成50%浓液,每服30~60毫升,每日3次,儿童酌减。服药后多饮水。

【加减】咳嗽加生甘草、桔梗、杏仁各10克;咽喉肿痛加锦灯笼、山豆根各10克。

【主治】风热感冒。

【注意事项】受凉引起的外感忌用。

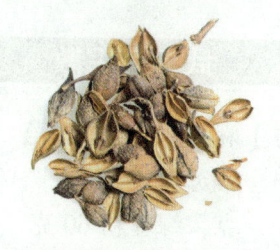

连翘

急风散

【配方】生川乌(炮去皮脐)、朱砂(研飞)各60克,天南星(洗去皮)120克。

【用法】共研细末,用酒调敷痛处。小儿伤风,用酒调涂囟门上。

【主治】偏正头痛,夹脑风,太阳穴痛,坐卧不安,小儿伤风,

民间祖传偏方

鼻塞流涕。

藿香、防风、杏仁散寒除湿

【配方】藿香、防风各9克,杏仁6克。
【用法】水煎2沸,分2~4次服用。
【功效】宣肺解表,散寒除湿。
【主治】外感风寒挟湿。

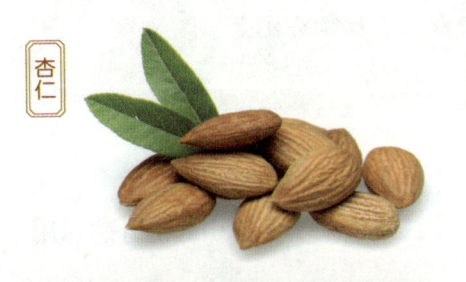

武侯行军散

【配方】麻黄270克,川芎、白芷、紫苏叶、石膏、甘草各30克,绿豆粉60克。
【用法】共研细末。每服3克,用无根水调服。
【主治】风寒感冒未过3日者。
【注意事项】孕妇忌服。

防风冲和汤

【配方】防风、白术、生地黄各4.5克,羌活、黄芩、白芷、甘草各3克,川芎1.5克。
【用法】水煎,温服。

【加减】汗未止,加黄芪、芍药。
【主治】伤风有汗,脉浮缓。

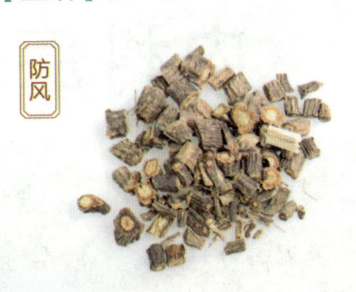

西瓜番茄汁治疗夏季感冒

【配方】西瓜、番茄各适量。
【用法】西瓜取瓤去籽用纱布挤出汁液。番茄去皮用纱布挤出汁液。二汁混合,代茶饮用。
【功效】清热解毒,祛暑化湿。
【主治】夏季感冒,症见发热、口渴、烦躁、小便赤热、食欲不佳、消化不良等。

荆防败毒散

【配方】荆芥、防风、羌活、独活、柴胡、前胡、枳壳、茯苓、桔梗、川芎各4.5克,甘草1.5克。
【用法】加水300毫升,煎至240毫升,温服。
【功效】疏风解表,败毒消肿。
【主治】风寒感冒初起,恶寒发热,

头疼身痛,苔白脉浮者,疮肿初起,见表寒证者。

独活

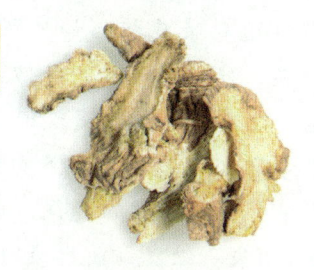

甘蔗、萝卜等治疗发热咽痛

【配方】甘蔗、萝卜各500克,金银花10克,竹叶5克,白糖适量。

【用法】甘蔗与萝卜切块放入砂锅内,与金银花、竹叶一起煎,服用时加白糖。可当茶饮,每日数次。

【功效】消积化热,润燥止痛。

【主治】感冒,症见发热、咽喉疼痛及鼻干等。

菊叶汤

【配方】菊花(去梗)、羌活、独活、旋覆花、牛蒡子、甘草各等份,生姜3片。

【用法】前6味共研细末,每服6克,用水150毫升,加生姜3片,

第二章 内科疾病的治疗

同煎至100毫升,去渣温服。

【主治】外感风邪,头目昏眩,呕吐,面目浮肿。

二香散

【配方】紫苏、陈皮、苍术、厚朴(去粗皮姜汁拌炒)、甘草、扁豆各30克,香薷(去根)60克,香附子75克(炒去毛),生姜3片,木瓜2片,葱白2根。

【用法】前8味锉散,每服12克,用水220毫升,加生姜3片、木瓜2片、葱白2根同煎,热服。

【加减】外感肿满,先以此方多加车前子、木瓜煎服。

【主治】感冒风寒暑湿,呕恶泻痢,腹痛,瘴气,饮冷当风,头疼身热,伤食不化。

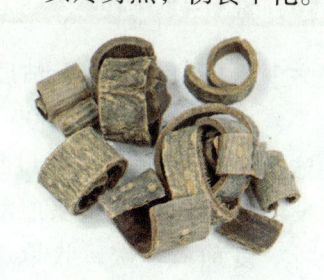

厚朴

民间祖传偏方

支气管炎

急性支气管炎，起病急，常有上呼吸道感染症状，如鼻塞、喷嚏、咽痛等，1周内相继出现咳嗽、咳痰、发热。咳嗽，起初呈刺激性干咳，1~2日后较重病例在晨起、就寝时体位改变或遇冷空气、烟雾等刺激都能使咳嗽加重，可持续数周。开始有少量黏痰，后转稠或脓性，偶有痰中带血。可伴有不同程度的气促，胸骨后紧闷感，有粗的干湿性啰音，咳嗽后消失。继发细菌感染时，白细胞可升高，痰涂片或培养有致病菌，X线胸部检查大多数正常或肺纹理增粗。

慢性支气管炎，多见于中老年人。长期咳嗽、咳痰，特别在早期有刺激性阵发性咳嗽，痰呈白色黏液泡沫，黏稠不易咳出。急性呼吸道感染时，咳嗽加剧，痰液增多呈黄脓状；夜间常有胸闷、气短或喘息出现。随着病情的进展，患者长年咳嗽、咳痰，秋冬季节病情加重。检查双肺可正常，呼吸音粗或有哮鸣音，肺底部可有干湿性啰音或伴有肺气肿体征，X线检查可见双肺纹理增粗，下肺野尤为明显。上述症状反复出现，每年至少持续3个月，连续2年或以上。

霜打茄秧治疗慢性支气管炎

【配方】霜打的茄秧，干枯后茎叶呈棕色者，采取500克。

【用法】放入锅中，加水没过药物。煮沸1小时收取煎液，反复煎煮3次，收取3次煎液，再熬至500毫升。每日100~150毫升，饭后分2次服用。

【功效】消炎止咳。

【主治】慢性支气管炎。

人参、白术等治疗慢性支气管炎

【配方】人参6克，白术10克，茯苓12克，半夏、陈皮、炙甘草各9克。

【用法】水煎服，每日1剂，分2次服完。

【功效】健脾益气。
【主治】脾肺气虚所致的慢性支气管炎。

板蓝根、橘红等治疗慢性支气管炎

【配方】板蓝根、白茅根各20克，浙贝母、黄芩、橘红、炒杏仁、甘草、白前各10克，鱼腥草、天竺黄各15克，炙紫菀、玄参各12克。
【用法】水煎服。轻者每日1剂，分2次服；重者每日2剂，每日服4～6次。
【主治】慢性支气管炎。

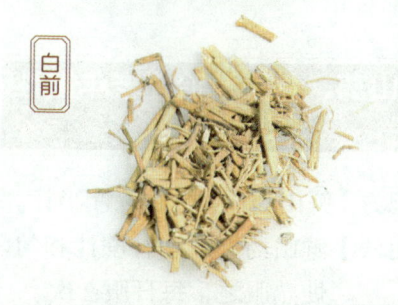

白前

冬瓜仁、粳米等治疗慢性支气管炎

【配方】冬瓜仁20～30克，薏苡仁15～20克，粳米100克。
【用法】冬瓜仁用清水洗净煎汁去渣，再与粳米、薏苡仁（淘洗净）同煮为稀粥，每日服2～3次。
【功效】健脾，利湿，化痰。

【主治】慢性支气管炎。

黄芪、桔梗等治疗慢性支气管炎

【配方】黄芪15克，桔梗、杏仁、紫菀、甘草各9克，沙参24克，茯苓10克，百合、半夏各12克。
【用法】水煎服，每日1剂，分2次服。
【功效】补气平喘，止咳化痰。
【主治】慢性支气管炎。

干姜、紫苏叶治疗慢性支气管炎

【配方】干姜10克，干紫苏叶90克。
【用法】水煎服，每日早、晚各服100毫升，10日为1个疗程。间隔3日再服第2个疗程。
【主治】慢性支气管炎。

五味子、生鸡蛋治疗慢性支气管炎

【配方】五味子250克，生鸡蛋7枚，温水适量。
【用法】将五味子、生鸡蛋同时放入温水盆内（以水面没过鸡蛋为宜）泡7～10天，待蛋皮软化后，取出鸡蛋，用滤出的药水把鸡蛋煮熟，去皮吃蛋。成人睡前1次服完，小儿酌减，7日服

1次，3次为1个疗程。一般2～3个疗程即可痊愈。

【主治】慢性支气管炎久治不愈。

山百部、白茅根等治疗慢性支气管炎

【配方】山百部、木贼草、麦冬、陈皮、枇杷叶各6克，白茅根30克。

【用法】水煎服，每日1剂。

【主治】慢性支气管炎。

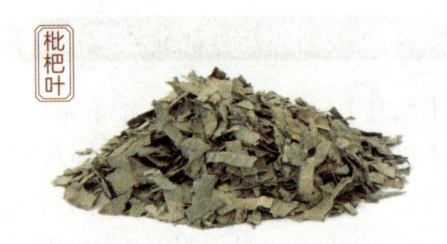

向日葵花盘治疗慢性支气管炎引起的咳喘

【配方】向日葵花盘2个，冰糖适量。

【用法】将向日葵花盘去净籽，再加冰糖炖服。

【主治】慢性支气管炎引起的咳喘。

炒苏子、炒莱菔子等治疗老年慢性支气管炎

【配方】炒苏子、炒莱菔子各9克，白芥子15克。

【用法】共研为末，用绢袋包上，水煎服。每次服半碗，每日2次。甚效。

【主治】老年慢性支气管炎。

桃南瓜、五味子治疗慢性支气管炎

【配方】桃南瓜1个，五味子3克，冰糖适量。

【用法】桃南瓜挖去种子，装入五味子、冰糖，蒸半小时，取出五味子。每日服1个。

【主治】慢性支气管炎。

鲜山药、甘蔗汁治疗老年慢性支气管炎

【配方】鲜山药适量，甘蔗汁半杯。

【用法】鲜山药捣烂和甘蔗汁和匀。炖熟服之，每日服2次。

【主治】咳嗽痰喘之老年慢性支气管炎。

麻黄、白芍等治疗慢性支气管炎

【配方】麻黄、桂枝、干姜各9克，白芍、甘草、细辛各6克，五味子、半夏各10克。

【用法】水煎服，每日1剂，分早、

晚服。

【功效】温肺化饮。

【主治】外寒内热引起的慢性支气管炎。

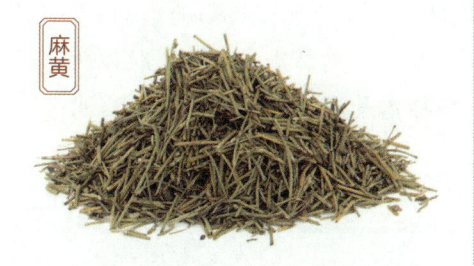

麻黄

清肺化痰健脾汤

【配方】鱼腥草、薏苡仁各30克，黄芩、贝母、杏仁各9克，桑白皮、丹参各15克，茯苓、炒白术各12克，甘草6克。

【用法】水煎2次，每日1剂，分2次早晚服。

【主治】慢性支气管炎继发感染，咳嗽，气喘，发热，咯黄痰。

鸭梨、鲜藕等治疗慢性支气管炎

【配方】鸭梨20个，生姜300克，鲜藕1 000克。

【用法】熬汁后加冰糖400克，浓缩成膏，早、晚分服。

【主治】慢性支气管炎。

辛润止咳汤

【配方】五味子、炙甘草、半夏、炙远志各6克，天竺黄、麦冬、炙马兜铃各10克，炙枇杷叶12克，炒瓜蒌皮15克，细辛3克，生姜5片。

【用法】水煎2次，每日1剂，分2次早晚服。

【主治】慢性支气管炎，干咳频作，喉痒无痰。

民间祖传偏方

哮 喘

哮喘是一种以发作性的哮鸣气促、呼气延长为特征的肺部疾患。春、秋二季发病率较高，常反复发作，每因气候骤变而诱发，以夜间和清晨居多，往往迁延难愈。病程越长，对机体的影响则越大。发病时，应当先除邪治标，寒证温化宣肺，热证清热肃肺，佐以化痰、止咳、平喘之药。病久兼虚，当标本兼治。未发作时，应当用益气、健脾、补肾等法扶正培本。

苏子、白芥子等治痰平喘

【配方】苏子、炒莱菔子、茯苓各10克，白芥子、半夏各5克，陈皮20克，甘草15克。
【用法】水煎服。
【功效】燥湿化痰，降逆平喘。

加减紫金丹

【配方】白茯苓、苍术（米泔浸炒）各60克，当归、熟地黄、白芍（炒）、陈皮各120克，肉苁蓉（酒洗去鳞甲）30克，丁香3克，红花15克，瓜儿血竭、乳香（去油）、没药（去油）各9克。
【用法】共研细末，炼蜜为丸，如弹子大。黄酒送服。
【功效】健脾养血，化痰消瘀。
【主治】受伤日久，脾气不足，营血亏损，痰瘀内阻，胸骨高起，肌肉消瘦，痞气膨闷，睛蓝体倦，痰喘咳嗽。

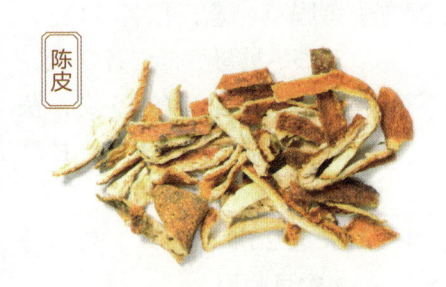

木香消胀丸

【配方】木香7.5克，槟榔15克，莱菔子、香附子各60克，陈皮、大腹皮、枳壳（麸炒）、桑白皮、紫苏子各30克。
【用法】共研细末，以面糊调和为丸，如梧桐子大。每服50丸，姜汤送服。
【主治】胸腹胀满，痰嗽喘急。

佛耳草、旋覆花等治疗哮喘

【配方】佛耳草、碧桃干、老鹳草各15克，旋覆花、全瓜蒌、姜半夏、防风各10克，五味子6克。

【用法】水煎服，每日1剂。

【主治】咳嗽痰多，气逆喘促（支气管哮喘）。

五虎汤

【配方】麻黄2.1克，杏仁（去皮尖）3克，甘草1.2克，细茶（炒）2.4克，白石膏4.5克。

【用法】水煎服。

【主治】风热壅肺，身热，咳喘痰多。

海藻、北沙参等治疗支气管哮喘

【配方】海藻、昆布、蛤粉各150克，北沙参、百合、生地黄、玄参、茯苓、黄芩、钩藤、紫河车各90克，党参、黄芪、枇杷叶、半夏、陈皮、百部、杏仁、桔梗、瓜蒌皮、马兜铃各60克，旋覆花、麻黄各45克，瓜蒌仁450克，白果100粒，小青蛙（干品）300克。

【用法】炼蜜为丸，每日服2次。

【主治】平喘止咳。

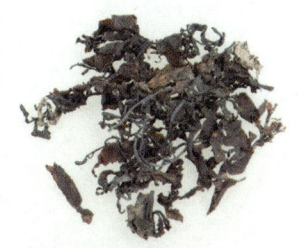

白茅根、桑白皮治疗哮喘

【配方】白茅根、桑白皮各1把。

【用法】水煎饭后服。

【主治】支气管哮喘。

仙人掌、蜂蜜治疗支气管哮喘

【配方】仙人掌（去皮针）30克，蜂蜜适量。

【用法】水煎服，每日1剂，消喘为止。

【主治】支气管哮喘。此方还可抑制肿瘤。

二母丸

【配方】知母（去皮毛）、贝母（去心）各60克，百药煎30克。

【用法】共研细末，另取乌梅肉蒸熟捣烂与药末为丸，如梧桐子大。每服30丸，临卧或食后用连皮姜汤

民间祖传偏方

送下。

【主治】哮喘。

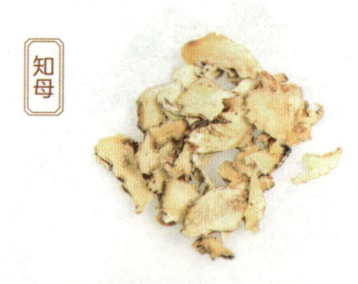

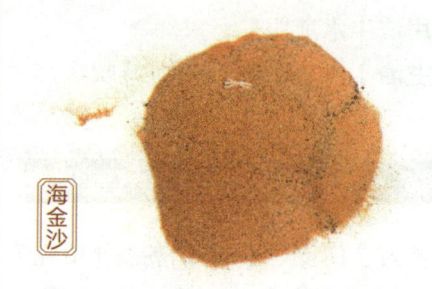

知母

人参、核桃仁治疗气喘

【配方】人参、核桃仁各6克。
【用法】水煎服，每日2～3次。
【功效】补肾温肺。
【主治】肺肾功能不足而致的气喘、久嗽等。

一捻金

【配方】大黄、槟榔、黑牵牛子、白牵牛子、人参各等份。
【用法】共研细末，每服0.3～0.6克，以蜂蜜水调服。
【主治】小儿风痰吐沫，气喘咳嗽，肚腹膨胀，不思饮食。

斑鸠石、海金沙等治疗哮喘

【配方】圆叶鼠李根皮（冻绿刺根皮）240克，斑鸠石、海金沙各60克，鸡蛋9枚。
【用法】前3味药与鸡蛋加水适量，文火共煮，蛋熟即可。分3个早晨食完，每次服药汁1小杯。
【功效】下气、祛痰、平喘、补虚。
【主治】哮喘。

海金沙

第二章 内科疾病的治疗

胃肠疾病

胃肠疾病是常见病、多发病，年龄越大，发病率越高，特别是50岁以上的中老年人更为多见，男性高于女性。如不及时治疗，长期反复发作，极易恶化。

胃肠疾病发病的根本原因是人体有益菌组成的菌膜屏障遭到破坏，有害菌及其分泌的毒素侵蚀肠胃黏膜。

患有胃肠疾病，饮食一定要有规律，以利于主管消化道蠕动和分泌的自主神经系统有规律地活动；饮食不规律，比如饮食不能定时、定量，饥一顿、饱一顿等，会引起消化道的运动和分泌失调，从而导致相应的胃肠疾病产生。

马齿苋、野荠菜等治疗急性胃肠炎

【配方】马齿苋、野荠菜各50克，萝卜干20克，生姜3片。
【用法】水煎服，每日1～2次。
【功效】清热利湿。
【主治】湿热型急性胃肠炎。

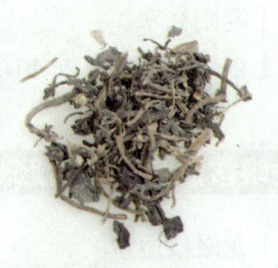

鲜火炭母、猪血治疗急性胃肠炎

【配方】鲜火炭母60克（小儿减半），猪血150～200克。
【用法】加清水适量煲汤，用食盐少许调味，饮汤食猪血。肠炎腹泻者只饮汤，不吃猪血。
【功效】清热解毒，消胀满，利大肠。
【主治】急性胃肠炎。

橘叶青盐汤

【配方】乌梅3个，鲜橘叶9克，青盐1克，川椒6克。
【用法】水煎，空腹时服。
【主治】肝气胀。

橘皮干姜汤

【配方】橘皮、通草、干姜（炮）、桂心、甘草（炙）各60克，

民间祖传偏方

人参30克。

【用法】锉如麻豆大。每服12克，水300毫升，煎至180毫升，去渣温服，每日进3服。

【主治】伤寒哕逆不止。

生姜汤

【配方】生姜500克，甘草150克，桂心200克。

【用法】㕮咀，以水6 000毫升，煮取1 500毫升，1服500毫升，每日3次服。

【功效】温中下气。

木棉花治疗急性胃肠炎

【配方】木棉花30～50克，白砂糖适量。

【用法】加清水2碗半煎至1碗，去渣饮用。

【功效】利湿清热。

【主治】急性胃肠炎。

黄母鸡汤

【配方】小黄母鸡1只（去头足翅羽肠胃洗切），当归15克（锉微炒），白术、熟干地黄、桂心、黄芪（锉）各15克。

【用法】后5味药捣筛为散。先以水1 400毫升煮鸡，至600毫升。每服药散12克，用鸡汁250毫升，煎至150毫升，去渣温服，每日3次。

【主治】产后虚羸，腹痛。

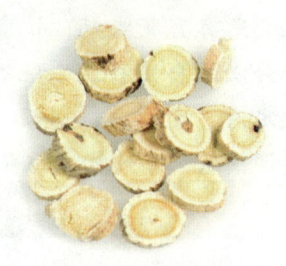

黄芪

韭菜汁治疗急性胃肠炎

【配方】连根韭菜适量。

【用法】洗净捣烂取汁约100毫升，温开水冲服，每日2～3次，连服3～5日。

【功效】温阳祛寒。

【主治】虚寒所致的急性胃肠炎。

龙眼核治疗急性胃肠炎

【配方】龙眼核适量。

【用法】焙干研细粉。每日2次，每次25克，白开水送服。

【功效】补脾和胃。

【主治】急性胃肠炎。

第二章 内科疾病的治疗

吴茱萸汤

【配方】吴茱萸6克，防风、桔梗、干姜、甘草、细辛、当归各3克，干地黄9克。

【用法】㕮咀，加水800毫升，煮至300毫升，去渣分次服。

【功效】养血，温经，散寒。

【主治】妇女先有寒冷，胸满痛；或心腹刺痛；或呕吐食少；或下痢，呼吸短促，产后益剧。

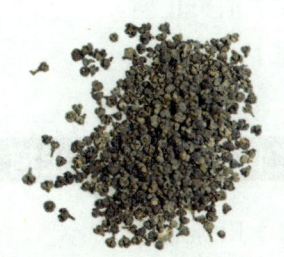

疏肝益肾汤

【配方】柴胡、白芍、熟地黄、山药、山茱萸、牡丹皮、茯苓、泽泻各等份。

【用法】水煎服。

【功效】疏肝滋肾。

【主治】肝血虚，胃脘痛，大便燥结，服逍遥散不愈。

顺气消滞汤

【配方】陈皮、半夏（姜炒）、神曲（炒）、香附各6克，白茯苓（去皮）9克，丁香0.9克，柿蒂2个，黄连（姜炒）0.6克，白术4.5克，竹茹12克，甘草2.4克，生姜5片。

【用法】前11味锉碎，加生姜5片，水煎服。

【功效】顺气消滞，降逆和胃。

【主治】食后气滞呃逆、连声不止者。

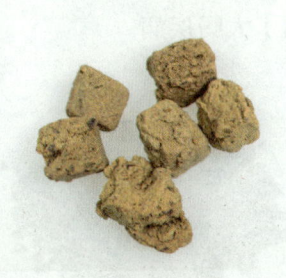

丁附汤

【配方】人参、白术、甘草、干姜（炮）、青皮、陈皮、丁香、附子各等份。

【用法】每服9克，用水220毫升，煎取150毫升，空腹时稍热服。

【主治】中脘停寒，食物入口即吐，饮食喜热。

民间祖传偏方

痢 疾

痢疾是指以腹痛、里急后重、泻下赤白黏冻为特征的一种疾病。它是由感受外邪和饮食内伤、大肠气血壅滞、血络损伤、传导功能失司所致。

大枣、红糖治疗久痢不止

【配方】红糖60克,大枣5枚。
【用法】煎服。
【功效】健脾温中,大建中气,并有活血之功。
【主治】久痢不止。

猪胆、黑豆治疗赤白痢

【配方】猪胆,黑豆。
【用法】猪胆内装黑豆适量,吊房檐阴干,只取黑豆研末。每次5克,用生姜茶调服,小儿减半。每日3次,饭前30分钟服,重症服10日也能见效。
【主治】大肠疾病。

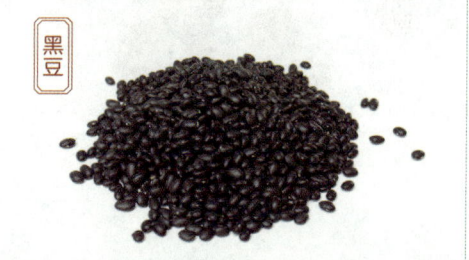

鲜葡萄、红糖治疗赤痢

【配方】鲜葡萄250克,红糖适量。
【用法】葡萄洗净,绞取汁,放入红糖调匀。顿服,数次即愈。
【功效】消炎止痢。
【主治】赤痢疾。

田螺清热利湿止痢

【配方】田螺适量。
【用法】挑出螺肉,晒干,炒焦,水煎。每日服3次,每次15克。
【功效】清热解毒。
【主治】细菌性痢疾。

神授散

【配方】陈石榴(焙干)适量。
【用法】研为细末,米汤调下9~12克。
【主治】久痢不愈。

第二章 内科疾病的治疗

大蒜治疗痢疾肠炎

【配方】大蒜1头，白糖20克。
【用法】大蒜去皮切细末，用白糖拌和。每日2次，分早、晚服，饭前吞服，连用7～10日。
【功效】杀菌解毒。
【注意事项】如是细菌性痢疾，同时用大蒜液灌肠效果更佳。

七味散

【配方】黄连60克，龙骨、赤石脂、厚朴、乌梅肉各15克，甘草7.5克，阿胶22克。
【用法】共研细末。每服5克，小儿1克，每日服2次，浆水送下。
【主治】久痢不愈。

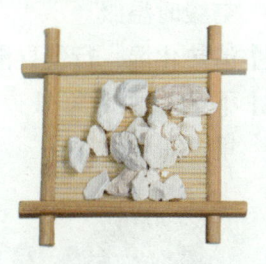

龙骨

核桃仁、细菜治疗痢疾

【配方】核桃仁30克，细菜6克，红糖、生姜各9克。
【用法】水煎40分钟，取液400毫升，分2次空腹热服。
【功效】温中健脾，补肾止痢。
【主治】寒湿痢疾。

调荣汤

【配方】白茯苓、当归、生地黄、山楂各3克，赤芍、木通、香附、牡丹皮各1.8克，甘草1.5克，乌梅5个。
【用法】水煎服。
【功效】凉血调荣，行气化滞。
【主治】产后痢疾属于血热气滞者。

铁苋菜治疗急性菌痢

【配方】铁苋菜（鲜）250克。
【用法】水煎服，每日2次。
【主治】急性细菌性痢疾。

香连丸

【配方】黄连、青木香各等份。
【用法】同捣筛，做成白蜜丸如梧桐子大。空腹时用温开水送下20～30丸。每日3次。
【主治】赤白痢疾。

乌梅、陈茶叶等治疗赤白痢疾

【配方】乌梅3个，净紫苏叶、老

· 37 ·

民间祖传偏方

生姜、陈茶叶、白糖各9克。

【用法】水适量，煎取400毫升。白痢即时服，赤痢将煎液露一宿温服。

【功效】温脾，利湿，补虚，止痢。

【主治】赤白痢疾。

胖大海治疗痢疾

【配方】胖大海15克，开水200毫升。

【用法】胖大海放碗中用开水冲。如白痢加红糖15克，红痢加白糖15克，服汁并食胖大海肉。一般1~3剂可愈。

【主治】痢疾。

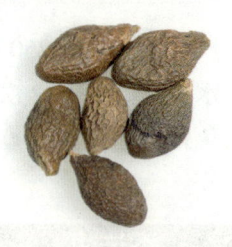

金银花、黄连治疗急性细菌性痢疾

【配方】金银花1.5克，黄连4克。

【用法】一起浓煎，为1次剂量，每日服4次。

【主治】急性细菌性痢疾。

【附注】金银花对慢性阑尾炎也有效果。

猪大肠、黄连末治疗大肠血痢

【配方】猪大肠适量，黄连末35克。

【用法】取猪大肠，用盐酒水洗净去味，灌装黄连末35克，扎两头蒸熟，捣烂，制成梧桐子大小的丸剂。每日3次，每次30~50丸，饭前用米汤送服。

【主治】大肠血痢。

导气汤

【配方】木香、槟榔、黄连各1.8克，大黄、黄芩各4.5克，枳壳（麸炒）3克，芍药15克，当归9克。

【用法】咀，作2服。用水300毫升，煎至150毫升，去渣，空腹时温服。

【功效】清热化湿，行气导滞。

【主治】下痢脓血，每日夜无度，里急后重。

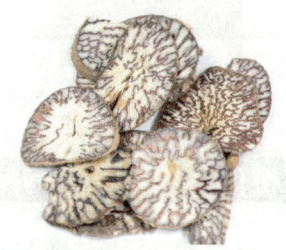

第二章　内科疾病的治疗

肾病

中医认为，肾病是由外邪侵袭，或劳欲过度、久病耗伤精气等所致。如果人体脏腑气血功能失调，病及于肾，则会引起肾脏疾病。六淫、七情、饮食、劳逸、房劳、药毒、意外伤害等多种内外因素均可致病。

草珊瑚治疗肾结石

【配方】草珊瑚30克。
【用法】水煎服，每日1剂，分2次服，亦可用酒泡服。
【主治】肾结石。

泻肾汤

【配方】芒硝、茯苓、黄芩各150克，生地黄汁、菖蒲各250克，磁石（碎如雀头）400克，玄参、细辛各200克，甘草100克，大黄200克（切片水渍一夜）。
【用法】茯苓、黄芩、菖蒲、磁石、玄参、细辛、甘草，咀，加水9 000毫升，煮取2 500毫升，去渣，下大黄于药汁中更煮，减200～300毫升，去大黄加生地黄汁，微煎一二沸，下芒硝，分作3服。

【主治】肾实热。小腹胀满、四肢正黑、耳聋、腰脊离解及伏水等气急证。

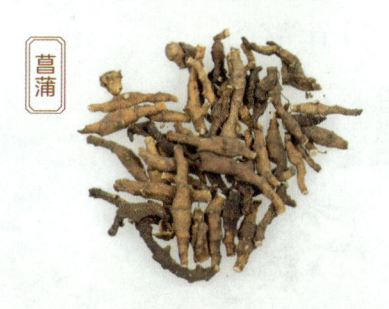

菖蒲

薏苡仁、猫须草治疗肾结石

【配方】薏苡仁120克，猫须草60克。
【用法】共煎，每日1剂，分2次服完。
【主治】肾结石。

金钱草、锦大黄等治肾结石

【配方】金钱草、大枣各18克，锦大黄6克，沉香、血琥珀各3克，木通、冬葵子、生地黄各12克，归尾9克。

民间祖传偏方

【用法】加水1 000毫升，煎至300毫升，每日1剂，渣复煎1次，分2次服。

【主治】肾结石。

【注意事项】药后自然排出。若有血尿加蒲黄、怀牛膝各9克。

威灵仙、金钱草治疗肾结石

【配方】威灵仙、金钱草各60克。

【用法】水煎服，每日1剂，每日2次，连服5日。

【主治】肾结石。

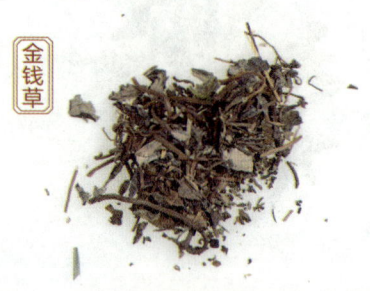

茸附益肾丸

【配方】鹿茸（炙）、桑螵蛸（炒）、白石脂、鹿角胶（炒）各30克，沉香7.5克，天雄（炮）、鹿角霜、牡蛎粉、家韭子（酒浸）、青盐、茴香（盐炒）各15克。

【用法】共研细末，酒糊为丸。每服50丸，空腹时用温酒下。

【主治】阳痿，早泄。

防风、荆芥等治疗急性肾炎

【配方】防风、荆芥各8克，茺蔚子、生石膏、苦参、大力子各10克，生白术、知母、当归各6克，蝉蜕5克，木通4克。

【用法】水煎服，每日1剂。

【功效】疏风清热，除湿利水，止痒。

【主治】急性肾炎。

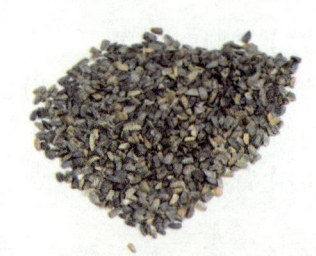

白茅根等治疗急性肾炎

【配方】白茅根90克，白茅花30克。

【用法】水煎，代茶饮。

【功效】凉血止血，清热利尿。

【主治】急性肾炎血尿。

金银花等治疗急性肾炎

【配方】金银花、白茅根各30克，连翘24克，滑石、车前子、赤小豆各18克，钩藤、菊花各10克，防风5克，紫苏叶3克。

【用法】水煎服。
【功效】清热解毒，祛风解表，清肝利水。
【主治】急性肾炎。

鸡血藤根治疗急性肾炎

【配方】鸡血藤根50克，红糖100克。
【用法】煎服，连服3～4天。
【主治】全身浮肿、尿少的急性肾炎。

生地黄、山茱萸等治疗慢性肾小球肾炎

【配方】生地黄、茯苓各15克，山茱萸、泽泻、牡丹皮、怀山药、雷公藤各10克。
【用法】水煎服。
【功效】滋阴补肾，利湿解毒，调节免疫功能。
【主治】慢性肾小球肾炎。

三仁九子丸

【配方】酸枣仁、柏子仁、薏苡仁、菟丝子、枸杞子、蛇床子、地肤子、乌麻子、蒫茴子、牡荆子、地黄、山药、桂心、五味子各100克，苁蓉、菊花子各150克。
【用法】共研为末，做蜜丸如梧桐子大，酒服20丸，每日3次，夜1次。
【功效】补益。
【主治】五劳七伤。

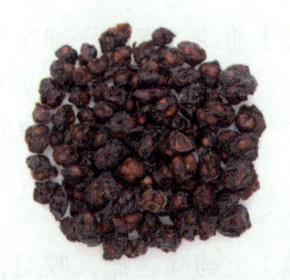

侧柏叶等治疗慢性肾炎

【配方】侧柏叶50克，大枣4枚，萹蓄100克，甘草6克。
【用法】加水2 000毫升，煎至500毫升，每次饮150毫升，每日3次。
【主治】慢性肾炎。

民间祖传偏方

肝胆病

肝胆病的基本病机为肝失疏泄、胆失通降。防治肝胆病，应避免强烈的精神刺激，增强战胜疾病的信心，解除不必要的顾虑，安心静养；避免过食肥甘，尤其要避免饮酒过度。

泻肝前胡汤方

【配方】前胡、秦皮、细辛、栀子仁、黄芩、升麻、葳蕤仁、决明子、芒硝各150克，苦竹叶（切）、车前叶（切）各1升。

【用法】上药除芒硝，㕮咀，加水9 000毫升，煮取3 000毫升，下芒硝，分3次服用。

【主治】肝实热，目痛，胸满，气急塞，泻肝。

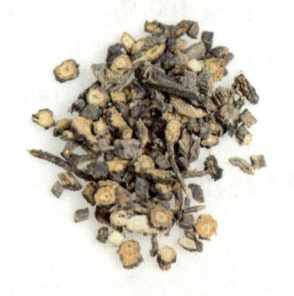

虎杖根、北五味子治疗慢性肝炎

【配方】虎杖根500克，北五味子250克，蜂蜜1 000克。

【用法】药材洗净，用砂锅加水浸泡半小时，水量以浸没药物为度，中火煎沸后，改用小火煎半小时，等剩下1大碗药液时，滤出头汁；再加水2大碗，煎二汁，约剩下1大碗药液时，滤出弃渣。最后将药汁及蜂蜜一起倒入大砂锅内，小火煎沸5分钟离火，冷却，装瓶，盖紧，每日3次，每次1匙，饭后开水冲服，2个月为1个疗程。

【功效】利湿，柔肝解毒，去疼止痛。

【主治】慢性肝炎。

巴戟天、淫羊藿等治疗慢性肝炎

【配方】巴戟天15克，菟丝子、桑寄生、丹参各30克，淫羊藿、虎杖各15～30克，陈皮6克，黄芩15～20克。

【用法】水煎服，每日1剂，分2次服。

【功效】助肾健脾，化湿活血。

【主治】慢性乙型肝炎。

第二章　内科疾病的治疗

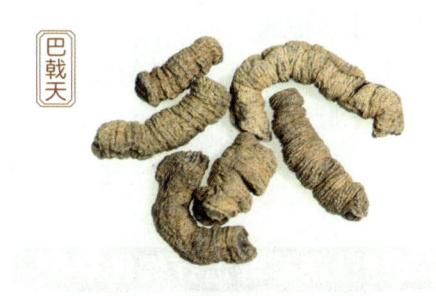

巴戟天

救肝败毒至圣丹

【配方】白芍、当归各15克，炒栀子、生甘草各9克，金银花27克。

【用法】金银花用水1 400毫升，煎取800毫升，分400毫升泡其他药材后，再加水400毫升同煎，渣又加水400毫升，同金银花汁400毫升，煎至200毫升服。

【主治】肝痈。

川楝子、女贞子等治疗慢性肝炎

【配方】川楝子18克，枸杞子15克，女贞子20克，蛇床子、菟丝子各12克。

【用法】水煎服，30日为1个疗程，每日1剂。

【主治】慢性肝炎。降酶效果较好。

木贼草治疗肝硬化

【配方】木贼草（微炒）30克。

【用法】研细末。空腹服，连服2周。白开水送服，每次服0.5～1克，每日2次。

【主治】肝硬化。

牵牛子、海带治疗肝硬化

【配方】牵牛子15克，海带30克。

【用法】放入砂锅加水煎煮，取汁去渣。分2次服，每日1剂。

【功效】软坚散结，清热利水。

【主治】肝硬化腹水。

米醋、猪骨治疗慢性肝炎

【配方】米醋1 000毫升，鲜猪骨500克，红糖、白糖各120克。

【用法】一起煮，不加水，沸后30分钟取出过滤，成人每次服30～40毫升。

【主治】急、慢性传染性肝炎。

白芍、党参等治疗肝硬化

【配方】白芍、炙鳖甲、党参、苍术、茯苓、黄精各9～15克，肉豆蔻6～9克，黄芪、丹参、山药各15～30克，当归、木香、茵陈各6～12克。

【用法】水煎服，每日1剂，分2次服。

民间祖传偏方

【功效】活血化瘀，健脾燥湿。
【主治】脾虚、气虚之肝硬化。

黄芪、白术等治疗肝硬化腹水

【配方】泽兰叶、丹参、黄芪、黑豆皮各20~30克，芍药、败酱草各15~18克，茯苓、当归、白术、郁金、泽泻、莱菔子各12~15克，紫河车粉、水牛角粉各2~3克，三七粉3~6克，牵牛子粉3~9克。
【用法】前12味水煎服，并送后4味。每日3剂。
【主治】肝硬化腹水。

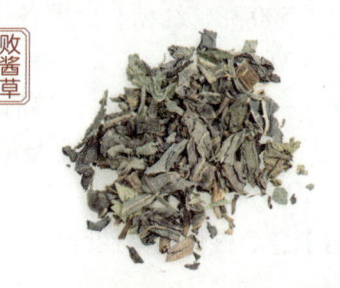

宣郁化毒汤

【组成】柴胡、香附、薄荷各6克，陈皮、枳壳各3克，天花粉、生甘草各9克，白芍、当归、金银花各30克。
【用法】水煎服。
【功效】理气宣郁，清热解毒。
【主治】肝痛。胁间疼痛非常，手按之更甚者。

柴胡、茯苓等治疗慢性肝炎

【配方】白术、当归、柴胡各10克，虎杖、茯苓各15克，白花蛇舌草30克，茵陈蒿20克，甘草6克。
【用法】水煎服，每日1剂，1个月为1个疗程。
【功效】清热解毒，活血调肝。
【主治】慢性病毒性乙型肝炎。

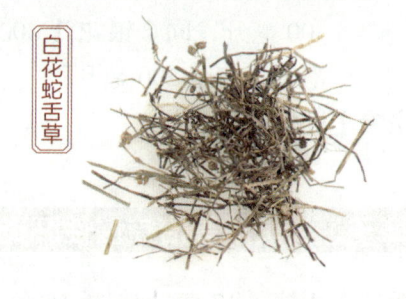

连翘、白豆蔻仁等治疗慢性胆囊炎

【配方】连翘、白豆蔻仁各10克，板蓝根20克。
【用法】水煎服。
【主治】慢性胆囊炎。

第二章　内科疾病的治疗

心脑血管疾病

心脑血管疾病是心血管和脑血管疾病的统称，是一类严重威胁人类，特别是50岁以上中老年人健康的常见病，具有发病率高、致残率高、死亡率高、复发率高、并发症多（即"四高一多"）的特点。

加味归脾汤

【配方】人参、炙黄芪、白术、当归、茯苓、酸枣仁各4.5克，远志肉、菖蒲各2.4克，木香、甘草（炙）、桂心各1.5克，龙眼肉6克，大枣2枚，煨姜3片。

【用法】加水400毫升，煎至200毫升，食后服。

【功效】补益心脾。

【主治】心虚悸动而痛。

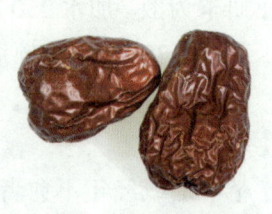

大枣

当归、瘦羊肉等治疗心律失常

【配方】当归、生姜各75克，瘦羊肉1 000克，大料、桂皮少许。

【用法】文火焖至肉烂熟，去药渣，食肉服汤，每次适量。

【功效】对于心动过缓、传导阻滞者效果良好。

猪心、大枣治疗心悸

【配方】猪心1个，大枣15克。

【用法】猪心带血破开，放入大枣，置碗内加水蒸熟，每日中午食之。

【主治】心悸。

酸枣仁、粳米治疗心律失常

【配方】酸枣仁30～45克，粳米100克。

【用法】酸枣仁捣碎，浓煎取汁，再用粳米加水适量同煮，待米半生半熟时，加入酸枣仁汁再煮成粥。晚餐时温热服食。

【主治】心律失常。

民间祖传偏方

通灵散

【配方】蒲黄、五灵脂各 30 克，木通、赤芍药各 15 克。

【用法】研末。每次用 12 克，水煎沸后加盐少许，口服。

【主治】心痛。

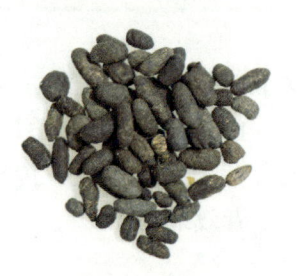

五灵脂

生地黄汁、粳米等治疗心悸

【配方】生地黄汁 30 毫升，白蜂蜜、生姜汁各 10 毫升，粳米 100 克，淡竹沥 40 毫升。

【用法】将粳米煮粥，临熟加地黄汁、姜汁，煮至粥熟，然后下白蜂蜜、竹沥，搅匀，饭后服之或临卧服 1 碗。

【功效】滋阴清热。

【主治】阴虚火旺所致的心悸。

瓜蒌、薤白等治疗心绞痛

【配方】瓜蒌、薤白各 12 克，白酒适量。

【用法】慢火一起煎，每日 2 次，饭后服用。

【主治】心绞痛。

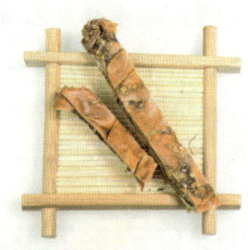

瓜蒌

海带、决明子等治疗冠心病

【配方】海带 9 克，生藕 20 克，决明子 15 克。

【用法】一起煮，吃海带及藕，饮汤，连服 15～20 日。

【主治】阴虚阳亢之冠心病。

延胡索散

【配方】延胡索 30 克，甘草 6 克。

【用法】研末为散。加水 250 毫升，煎至 125 毫升，顿服。如吐逆，分作 5 次服。

【功效】缓急止痛。

【主治】卒心痛或经年不愈者。

龙眼肉、乌豆等治疗心律失常

【配方】龙眼肉 15 克，乌豆、大枣各 50 克。

【用法】加清水 3 碗煎至 2 碗，早、

第二章　内科疾病的治疗

晚分服。

【主治】各种心律失常。

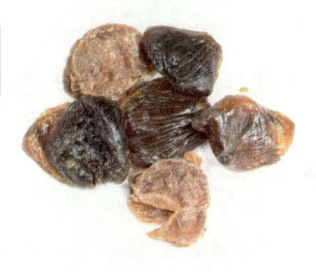

龙眼肉

玉竹、山楂治疗心绞痛

【配方】玉竹、山楂各500克，糖粉、白糊精各适量。

【用法】玉竹水煎2次，每次30分钟，山楂水煎2次，每次15分钟；合并2药，沉淀，取上清液，浓缩成清膏，加入3倍量的糖水、1倍量的白糊精，搅匀，制颗粒，干燥，过筛。每服22克，开水冲服，每日3次。

【主治】心绞痛。

党参、黄芪等治疗冠心病

【配方】党参、全当归各20克，黄芪30克，制何首乌、川芎、枸杞子、牡丹皮各15克，丹参25克，炒白术、茯苓、枸杞子、淫羊藿、桂枝各10克，炙甘草8克。

【用法】水煎，每日1剂，分1～2次口服。20日为1个疗程。

【主治】冠心病。

香蕉、蜂蜜治疗心绞痛

【配方】香蕉50克，蜂蜜少许。

【用法】将香蕉去皮研碎，加入等量的茶水中，加蜂蜜调匀当茶饮。每日频繁饮之。

【主治】心绞痛。

桂枝四七汤

【配方】桂枝、白芍、半夏（制）各30克，白茯苓、厚朴（制）、枳壳（制）、甘草（炙）各15克，人参、紫苏各7.5克。

【用法】锉碎。每服12克，加生姜7片、大枣2枚同煎，空腹时服。

【主治】外感风冷，内有寒邪，心腹作痛。

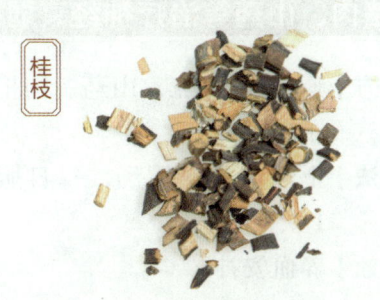

桂枝

民间祖传偏方

神经系统疾病

神经系统疾病是指发生于中枢神经系统、周围神经系统、自主神经系统的以感觉、运动、意识、自主神经功能障碍为主要表现的疾病。目前，许多神经系统疾病的病因仍不清楚。神经系统疾病的症状有缺失症状、释放症状、刺激症状及休克等。

虾壳、酸枣仁等治疗神经衰弱

【配方】虾壳25克，酸枣仁、远志各15克。
【用法】煎汤，每日服1剂。
【功效】安神镇静。
【主治】神经衰弱。

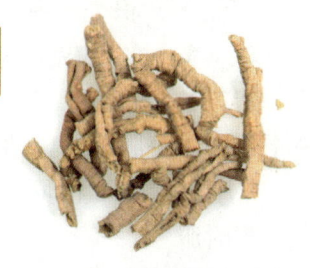

远志

瘦猪肉、山药等治疗神经衰弱

【配方】瘦猪肉50克，山药、枸杞子各10克。
【用法】上药共煮。饮汤，每日服1次。
【功效】养血安神。

枸杞子、大枣、鸡蛋治疗神经衰弱

【配方】枸杞子30克，大枣10枚，鸡蛋2枚。
【用法】放砂锅内加水适量同煮，蛋熟后去壳再共煮片刻，吃蛋喝汤，每日1次，连服数日。
【功效】滋肾养肝。
【主治】肝肾阴虚所致的神经衰弱。

鲜花生叶治疗神经衰弱

【配方】鲜花生叶40克。
【用法】洗净后加水两大碗，煎至1大碗。早、晚2次分服，连服3日。
【功效】镇静。
【主治】神经衰弱所致的头痛、头昏、多梦、失眠、记忆力减退。对脑震荡引起的上述症状，亦有较理想的疗效。

第二章 内科疾病的治疗

玫瑰花、羊心治疗神经衰弱

【配方】鲜玫瑰花50克（干品15克），食盐50克，羊心500克。

【用法】将玫瑰花放在小铝锅中，加入食盐和适量水煎煮10分钟，待冷备用。羊心洗净，切块，用竹签串在一起，蘸玫瑰盐水反复在火上烤，烤熟即可。趁热食用。

【功效】补心安神，养血安神。

【主治】心血亏损所致的惊悸失眠。

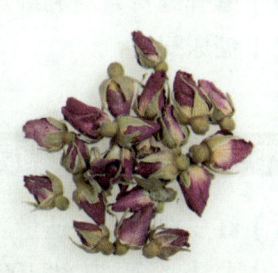

干玫瑰花

鲜百合、酸枣仁治疗神经衰弱

【配方】鲜百合50克，生酸枣仁、熟酸枣仁各15克。

【用法】鲜百合用清水浸泡1夜。生酸枣仁、熟酸枣仁一起煎，取汁将百合煮熟。连汤吃下。

【主治】神经衰弱和更年期综合征。

适于年老少寐者服食。长食清心安神。

黑芝麻、核桃仁治疗老年期痴呆

【配方】黑芝麻50克，核桃仁100克，大米适量。

【用法】熬粥食用。

【功效】补肾润燥，健脑和中。

【主治】偏虚型老年期痴呆。

当归、黄芪补益气血

【配方】当归15克，大枣20枚，黄芪30克。

【用法】水煎，喝汤吃枣。

【功效】益气健脾，健脑安神。

【主治】气血两虚型老年期痴呆。

生山药、枸杞子补肾健脑

【配方】生山药100克，枸杞子10克。

【用法】水煎服。

【功效】补肾健脑。

【主治】脾虚清气不升之老年期痴呆。

民间祖传偏方

糖尿病

糖尿病是由于体内胰岛素不足以及组织对胰岛素的敏感性降低所致的一种慢性全身性疾病。如胰腺完全停止产生胰岛素，或所产生的胰岛素不足以满足身体的需要时，就会发生糖尿病。糖尿病会使血液中葡萄糖含量异常升高。遗传和年龄都是糖尿病发生的重要因素。肢端肥大症、甲状腺功能亢进、胰腺炎等病易引发糖尿病。糖尿病有两大类：少年发病型（胰岛素依赖型）和成熟期发病型（非胰岛素依赖型）。

洋葱治疗糖尿病

【配方】洋葱100克。
【用法】洋葱洗净，开水烫过，切细，加油、盐少许调味。佐饭食，每日2次。
【主治】糖尿病，高血压，动脉硬化。

黄芪、山药等治疗糖尿病

【配方】黄芪、山药各15克，玉米须30克。
【用法】水煎服。
【功效】滋阴益气清热。
【主治】糖尿病气阴两虚型。

芹菜治疗糖尿病

【配方】芹菜300克。
【用法】芹菜绞汁，煮沸服。
【功效】醒脾健胃，清利湿热。
【主治】糖尿病。

萝卜治疗轻、中型糖尿病

【配方】红皮白肉萝卜适量。
【用法】萝卜捣碎取汁100～500毫升，为1次量，早、晚各服1次，7日为1个疗程，可连服3～4个疗程。
【功效】清热降火，生津补液，健胃消食，止咳化痰，顺气解毒。
【主治】此方用于肺燥胃热型，症见消谷善饥、烦渴多饮、口干舌燥、大便燥结、小便频数、舌边尖红、苔薄或黄燥、脉滑数等上、中消证，即轻、中型糖尿病。

第二章　内科疾病的治疗

南瓜治疗糖尿病

【配方】南瓜适量。
【用法】熟食或当主食食用。
【主治】糖尿病。

玉竹、怀山药等治疗糖尿病

【配方】玉竹、怀山药各18克，黄芪、天花粉各9克，何首乌12克。
【用法】水煎服。
【加减】口渴甚者加石膏30克；舌红加黄连3克；小便多加菟丝子9克。
【功效】益气滋阴。
【主治】糖尿病气阴两虚型。
【注意事项】服药期间可用绿豆粉丝代替饭食。

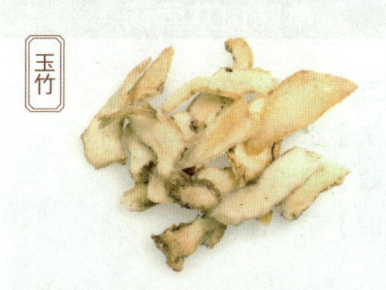

玉竹

玉米粒治疗糖尿病

【配方】玉米粒1 000克。
【用法】加水煎煮至熟烂，分4次服食。

【功效】清热，利尿，降血糖。
【主治】糖尿病尿味带甜，身有浮肿，尿量增多。
【注意事项】胃寒者应少食。

甘薯藤治疗糖尿病

【配方】干甘薯藤适量。
【用法】水煎服。
【功效】益气生津，补中和血。
【主治】糖尿病气阴两虚型。

鲜苎麻根、路边青治疗糖尿病

【配方】鲜苎麻根100克，路边青24克。
【用法】水煎服，2～3个月为1个疗程。
【功效】凉血解毒，消食健胃。
【主治】糖尿病血热内盛、脾胃气虚兼有食积。

新鲜胡萝卜、粳米治疗糖尿病

【配方】新鲜胡萝卜适量，粳米250克。
【用法】胡萝卜切碎，同粳米一起煮粥。早、晚餐服食。
【功效】清热解毒，健脾化滞。
【主治】糖尿病，高血压。

民间祖传偏方

便 秘

便秘是指粪便在肠腔内停留时间过长，以至于坚硬、干燥，不能按正常习惯排便。伴有腹痛与腹胀、呕吐、腹部包块，可能是肠梗阻；伴有腹痛、便血、腹部包块，可能是肠套叠；伴有进行性消瘦、粪便变细或呈扁平、粗细不均状，可能是直肠癌或结肠癌；便秘与腹泻交替出现，腹痛呈钝痛或隐痛，可能是肠结核、结肠癌、肠功能紊乱；便秘时间长，无其他症状，多见于青年女性或老年人，可能是习惯性便秘。

枇杷叶、天冬等治疗便秘

【配方】枇杷叶20克，麦冬、天冬各10克。
【用法】水煎服。
【主治】便秘。

三仁粥

【配方】柏子仁、松子仁、甜杏仁各等份。
【用法】加糯米，煮粥食。
【主治】脾肺燥涩，便难瘙痒。

黑芝麻秆治疗便秘

【配方】黑芝麻秆120克。
【用法】切碎水煎，加入蜂蜜适量，服3次。
【主治】老年性便秘。

瓜蒌饮

【配方】瓜蒌30克，玄明粉10克。
【用法】水煎服，每日1剂。
【功效】宽胸行气，泻下通便。
【主治】老年体弱便秘。

单味肉苁蓉汤

【配方】肉苁蓉30克。
【用法】水煎服，每日1剂。
【功效】润肠通便。
【主治】年老体虚便秘。

大黄麻仁饮

【配方】大黄6克，火麻仁15克。
【用法】水煎服，每日1剂。
【功效】通腑泄热，润肠通便。
【主治】便秘。

苏子汤

【配方】苏子 10 克，蜂蜜 30 克。
【用法】水煎服，每日 1 剂。
【功效】降气通便。
【主治】习惯性便秘。

当归丸

【配方】当归 15 克，黄连（炒）4.5 克，大黄 7.5 克，甘草（炙）3 克，紫草 9 克。
【用法】当归、紫草熬成膏，余 3 味研为细末，以膏和为丸，如胡椒粒大。3 岁以下服 10 丸，8 岁服 20 丸，空腹时用清米汤服下，以痢为度。
【主治】热入血分，大便秘结三五日不通者。

麻仁、杏仁等治便秘

【配方】麻仁、杏仁、瓜蒌各等份，白蜂蜜适量。
【用法】前 3 味研为细末，白蜂蜜炼为丸如枣大，每日服 2～3 丸，温水送下。
【功效】清热润肠。
【主治】热结所致的便秘。

散火汤

【配方】黄连（炒）、白芍（炒）、栀子（炒）、枳壳（去瓤）、厚朴（去皮）、香附、川芎各 3 克，木香、砂仁、茴香各 1.5 克，甘草 1 克。
【用法】上药锉细，1 剂加生姜 1 片，水煎，温服。
【加减】痛甚不止，加延胡索。
【功效】泻火行气。
【主治】热郁气滞，肚腹胀满，痛久不止，大便秘结。

青菜汁治疗便秘

【配方】青菜汁适量。
【用法】煮温服，每服半碗。
【主治】便秘。

香蕉治疗便秘

【配方】香蕉 1～2 个，冰糖适量。
【用法】香蕉去皮，加冰糖适量，隔水炖服，每日 1～2 次，连服数日。
【主治】津枯肠燥之便秘。

柏子仁膏

【配方】柏子仁、松子仁、核桃肉

民间祖传偏方

各等份。
【用法】研膏，每服如弹子大，热汤化下。未通再服。
【主治】小儿大便秘涩艰难。

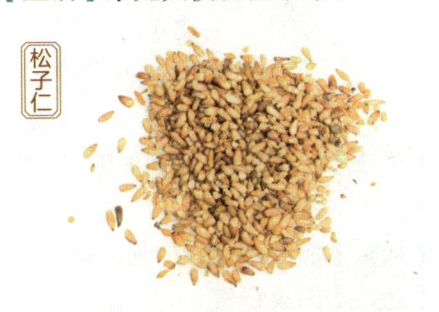

松子仁

枳杏丸

【配方】杏仁（汤泡去皮尖别研）30克，枳壳（先研为末）60克。
【用法】共研细末，以神曲糊调和为丸，如梧桐子大。每服40～50丸，食前用米饮或生姜汤送下。
【主治】大便不通。

大黄治疗便秘

【配方】大黄适量。
【用法】研为细末，备用。用时取药粉10克，以酒调成软膏状，敷于脐部，外以纱布盖上，胶布固定。再用热水袋在膏上热敷10分钟。每日换药1次。
【功效】泻下通便。
【主治】热秘。

对姜丸

【配方】半夏、天南星各250克，干姜500克。
【用法】共研细末，以姜汁调面糊为丸，如梧桐子大。用米汤饮下30～50丸，不拘时候。
【功效】温化痰饮。
【主治】膈有寒痰，呕逆眩晕。

当归、郁李仁等治疗老年性便秘

【配方】当归60克，白芍9克，肉苁蓉、郁李仁各15克，火麻仁30克，黑芝麻24克，甘草6克。
【用法】水煎，冲蜂蜜60克，温服。
【主治】年老或久病津液短少所致的便秘。

第三章
外科疾病的治疗

烧烫伤

烧烫伤亦称灼伤，是指高温（包括火焰、蒸汽、热水等）和强酸、强碱、电流、某些毒剂、射线等作用于人体，导致皮肤损伤，可深在肌肉、骨骼，严重的合并休克、感染等全身变化。按损伤深浅分为三度：Ⅰ度烧伤主要表现为皮肤红肿、疼痛；Ⅱ、Ⅲ度烧伤主要表现为皮肤焦黑、干痂似皮革，无疼痛感，有水疱。Ⅱ、Ⅲ度烧伤常常伴随感染、脱水、休克、血压下降等表现。

大黄、燕子窝泥等治疗烧伤

【配方】大黄50克，燕子窝泥20克，冰片4.5克，米醋适量。

【用法】前3味研为细末，用米醋调匀，涂敷患处，每日2次。

【功效】清热解毒，散瘀止痛。

【主治】Ⅰ度烫伤，烧伤。

老白菜叶治疗烫灼伤

【配方】老白菜叶5片，香油适量。

【用法】白菜叶焙干研成细末，用香油调匀，涂于患处。

【功效】消肿解毒。

【主治】烫伤，灼伤。

麻子膏

【配方】麻子（取仁）100克，柏白皮、柳白皮、栀子、白芷、甘草各60克。

【用法】锉细，用猪脂500克，煎三上三下，去渣。涂创面，每日3次。

【主治】烧伤，烫伤，皮肉烂坏。

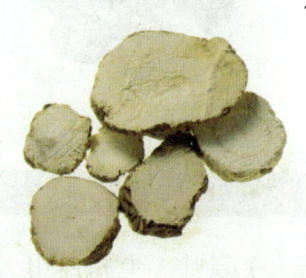

白芷

民间祖传偏方

陈年小麦粉治疗烫伤

【配方】陈年小麦粉适量。
【用法】将陈年小麦粉炒至黑色，过细筛。如皮已烂，干敷于患处；如尚未破，用陈菜油拌匀调涂。
【功效】清热凉血，止痛。
【主治】火、油烫伤。

四顺清凉饮

【配方】连翘、赤芍、羌活、防风、当归、栀子、甘草各3克，大黄（炒）6克。
【用法】用水400毫升，加灯芯20根，煎至240毫升，空腹时服。
【主治】汤泼火烧，热极逼毒入里；或外被凉水所激，火毒内攻，致生烦躁，内热口干，大便秘实。

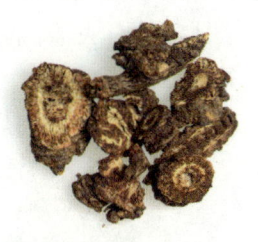

羌活

薤叶膏

【配方】薤叶（半和白用）、赤石脂各30克。

【用法】捣研如泥，敷创口处。
【主治】汤火所伤，局部热痛。

止痛膏

【配方】羊脂、猪脂、松脂各22.5克，蜡15克。
【用法】取猪脂、羊脂于铫子内，以肥松节点火，煎3～5沸，下松脂、蜡令熔，搅和，倾于新瓷器内盛。涂患处，每日2～3次。
【主治】汤火所损，夜昼热痛。

鲜丝瓜叶等治疗烧伤

【配方】鲜丝瓜叶适量，食醋、白糖各等份。
【用法】鲜丝瓜叶捣成绒，浸于糖醋中，取适量敷于伤处，每日2次。
【功效】清热解毒。
【主治】烧烫伤。

蒲公英、冰片等治疗烫灼伤

【配方】蒲公英适量，白糖、冰片各5克。
【用法】蒲公英绞汁，加入白糖及冰片。敷或涂于患处。
【功效】清热，凉血，解毒。

【主治】烫伤，烧伤。

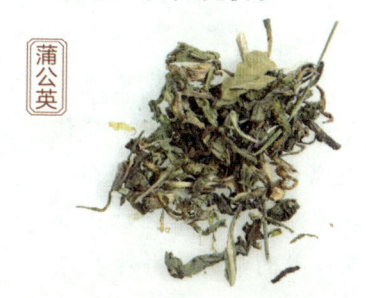

冰片、西瓜皮治疗烧烫伤

【配方】西瓜皮、冰片、香油各适量。
【用法】晒干的西瓜皮烧灰，加冰片少许研成粉末，用香油调匀，敷于患处。
【功效】清热，解毒，防腐。
【主治】烧伤，烫伤及口腔炎等。

蜂蜡、豆油治疗烧伤

【配方】蜂蜡50克，豆油45克。
【用法】煮成膏，敷于创面，每日3～5次。
【主治】烧伤，烫伤。

生黄瓜治疗烧伤

【配方】生黄瓜适量。
【用法】冷开水反复将生黄瓜洗净，捣烂取汁放在已消毒的容器内，用消毒棉签蘸黄瓜汁涂于创面。轻者每日涂3次，重者每日涂6～9次。
【主治】烧伤。复原快，愈后无瘢痕。

鲜牛奶治疗灼伤

【配方】鲜牛奶适量。
【用法】将消毒过的纱布浸于牛奶中，然后将纱布敷于伤口。
【功效】生津润燥。
【主治】火灼致伤。

猪蹄甲治疗烧烫伤

【配方】猪蹄甲适量。
【用法】烧制成炭，研极细面，以油混合成膏。将创面用凉水洗净，局部涂敷。
【功效】解毒，收湿，敛疮。
【主治】烧烫伤。

冰片、米醋治疗烧伤

【配方】冰片3克，米醋250毫升。
【用法】将冰片放入醋瓶内，使冰片溶化。用时摇匀，涂搽患处，每日数次。
【功效】解毒止痛。
【主治】烫伤水疱未破者。

民间祖传偏方

叮咬伤、破伤风

蚊虫叮伤可传播疟疾、脑炎、登革热、黄热病等。皮肤遭叮刺后，会有明显刺痛感并出现针尖到针头大小的红色瘀点。叮伤因人而异，轻者无明显症状，重者可发生显著红肿，并发生瘀斑。

咬伤是指人或动物的上下颌牙齿咬合所致的损伤，在攻击和防御时均可形成。轻微的仅在皮肤上留下轻微的痕迹，并很快消失；稍重的咬伤会形成皮下出血伴有擦伤；更重的咬伤会破坏皮肤的完整性，造成挫裂甚至组织器官损伤，创缘不整齐。

地龙、蝉蜕等治疗破伤风

【配方】地龙、蝉蜕、天麻、羌活、防风、荆芥、胆南星各9克，钩藤、赤芍、明矾各10克，蜈蚣、全蝎各5克。

【用法】共研极细末，过120目筛后，装入干净瓶内备用。用时，以凉开水冲服。每日2~3次。3日为1个疗程，直至痊愈为止。

【主治】破伤风。

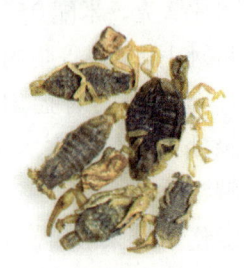

棉籽、黑豆等治疗破伤风

【配方】果实饱满的棉籽150克，黑豆75克，老葱白（连须弃叶不去皮）500克，高粱原酒150克（量可依伤者酒量而定，若伤者酒量大，可多增加些，不会饮酒者125克）。

【用法】棉籽炒焦至酱紫色，研碎过罗成细面。葱加水四五碗，熬成三碗。将酒温热。把黑豆放入铁锅用火炒，先是冒白烟，后冒青烟，至大冒青烟时（黑豆约90%已炒煳）离火。然后把温酒倒入铁锅内，待豆子不发出响声时过滤，留酱紫色液体。把棉籽粉和黑豆液放在一起，加适量葱汤，如同稀粥一样。口服，连服1~2日。热天服后盖一个被单，冬天服后盖上棉被，使汗出透。

【功效】清热解毒，活血消肿，通阳利尿。

【主治】破伤风。

【注意事项】治疗期间应忌腥冷食物，静卧休息。

雄黄消毒膏

【配方】矾30克（生），雄黄、信石各15克，巴豆9克，黄蜡15克。

【用法】前4味药共研为末。将蜡熔化，入药末，搅匀，制成锭子如枣子大。每次用时，将锭子于热焰上炙开，滴于患处，其痛立止。

【主治】蝎螫痛不可忍。

蜈蚣、全蝎等治破伤风

【配方】蜈蚣1条，全蝎、南星、天麻、白芷、防风各3克，鸡矢白（焙干研末冲服）、羌活各6克。

【用法】先煎诸药去渣，放入鸡矢白末，加黄酒1杯，分3次口服，上药为1日剂量。必要时成人也可加倍服用，对牙关紧闭不能咽下的患者，做保留灌肠，亦可收到同样的效果。

【主治】破伤风。

鱼鳔胶、黄酒治破伤风

【配方】鱼鳔胶10~15克，黄酒120克。

【用法】将鱼鳔胶用线捆扎数周，用草燃烧，烧焦后，放土地上晾干，研末。用黄酒煎开冲服，见汗即愈。

【主治】破伤风。

椒黄敷方

【配方】闭口椒30克（为末），苍耳苗150克（为末），生姜汁50毫升，硫黄15克（为末）。

【用法】和匀敷患处。

【主治】毒蛇咬伤，迷闷不省人事。

民间祖传偏方

损伤、肿痛

损伤，是指人体的皮肉、筋骨、脏腑等组织结构所受到的破坏，及其带来的局部和全身反应性疾病的统称。外因是外力作用于人体而致损伤，但与外感六淫及邪毒感染等也有密切的关系。内因是指人体内部影响而致损伤的因素，包括年龄、体质、解剖结构、病理因素等。

如意金黄散

【配方】 天花粉（上白）5 000克，黄柏（色重者）、大黄、姜黄、白芷各2 500克，紫厚朴、陈皮、甘草、苍术、天南星各1 000克。

【用法】 晒干，研极细末，过筛，瓷器收贮。凡遇红赤肿痛发热未成脓及夏月诸疮者，俱用茶汤同蜂蜜调敷。如微热微肿，或大疮已在，欲作脓者，葱汤同蜂蜜调敷。如漫肿无头，皮色不变，湿痰流毒，附骨痈疽，鹤膝风，葱、酒煎调敷；如风热恶毒、皮肤亢热、红色光亮、游走不定者，蜂蜜水调敷；如天泡火丹、赤游丹、黄水漆疮、恶血攻注等，大蓝根叶捣汁调敷，或加蜂蜜；汤泼火烧，皮肤破烂，麻油调敷。

【主治】 痈疽发背，诸般疔肿，跌仆损伤，湿痰流毒，大头时肿，漆疮火丹，风热天泡，肌肤赤肿，干湿脚气，妇女乳痈，小儿丹毒。

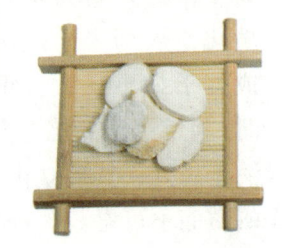

天花粉

夺命散

【配方】 水蛭（用石灰慢火炒令焦黄色）15克，大黄30克，黑牵牛子60克。

【用法】 共研细末。每服9克，热酒调下。半小时后，再用热酒调服牵牛子末6克。服后当下瘀血成片成块

第三章　外科疾病的治疗

恶血尽即愈。

【主治】金疮打仆，内积瘀血，心腹疼痛，大小便不通，气绝欲死。

降真龙骨散

【配方】乳香、没药、降真节、苏木、川乌、油松节、自然铜（煅淬醋中7次）各30克，地龙（去土油炒）、水蛭（麻油炒）、龙骨各15克，血竭9克，土狗（油浸炒）10个。

【用法】共研为末。每服9克，好酒送下。

【主治】打仆骨折。

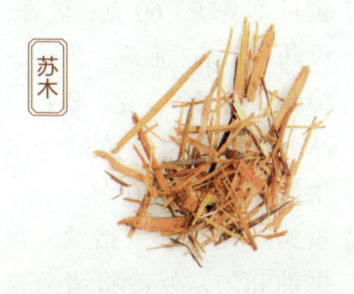

夺命丹

【配方】归尾、桃仁、大黄各90克，红花、朱砂、血竭、儿茶各15克，土鳖虫45克，乳香、没药、骨碎补（去毛）各30克，自然铜60克，麝香1.5克。

【用法】共研细末，用黄明胶烊化为丸，每丸重9克。每服1丸，陈酒磨开冲服，每日3～4次。

【主治】重伤险证，脏腑蓄瘀。现用于头部外伤所致的昏迷及骨折等早期重伤。

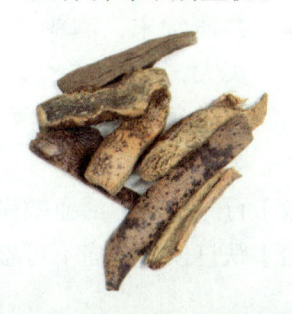

当归饮

【配方】当归、大黄、苏木、生干地黄、赤芍药各等份。

【用法】共研为末，每次9克，温酒调服。

【主治】跌打损伤。

追风如圣散

【配方】细辛、防风、川乌、薄荷、草乌、川芎、白芷、苍术各30克，雄黄12克。

【用法】共研细末。温酒调敷伤处，以绷带包扎，早、晚换2次。

【功效】追风拔毒。

民间祖传偏方

【主治】疯犬咬伤。

寻痛丸

【配方】草乌（去皮尖生用）、乳香（火熨）、没药（火熨）、五灵脂各90克，生麝香少许。

【用法】共研细末，酒糊为丸如指头大，朱砂15克，研末为衣。每服1丸，薄荷、生姜研汁磨化服。

【功效】行气止痛，活血散瘀。

【主治】跌打损伤，痛不可忍。

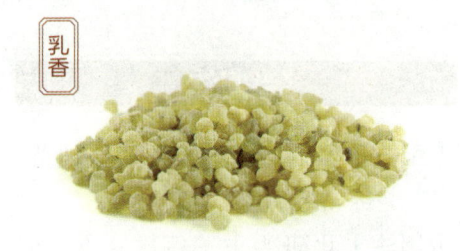

地黄膏

【配方】生地黄（研如膏）、木香（为末）各等份。

【用法】视肿处大小，将生地黄膏摊纸上，再将木香粉撒布地黄膏上，然后再摊一层地黄膏，敷伤损处。

【主治】跌打损伤，臂臼脱出，局部肿痛，痈肿未破。

芎黄汤

【配方】川芎、大黄（生）、肉桂（去粗皮）、菴䕡子、朴硝各30克，荷叶（烧灰）10片。

【用法】共研粗末。每服6克，用水150毫升，煎至100毫升，去渣温服。

【主治】跌仆损折之瘀血内结，妇女月经不调。

红膏药

【配方】黄丹（飞砂）60克，乳香、没药、儿茶、血竭、朱砂、樟脑、水银各3克，麝香、冰片各0.3克，黄蜡、水牛油、猪油各30克。

【用法】黄蜡熔化，加入猪油、水牛油和匀，候冷将诸药末投入，搅匀，油纸摊贴。臁疮作隔纸膏贴敷。

【主治】杖疮，臁疮。

关节疾病

关节疾病的主要症状是疼痛，活动时发生，休息后消失或好转。急性发作时，疼痛加剧，同时可有关节肿胀、关节僵硬、关节内摩擦音等。有的关节处于一定位置过久，或晨起下地，便感到关节疼痛，即所谓休息痛，活动一定时间后，疼痛会消失。早期关节外形和活动无异常，晚期膝、手指等周围软组织较少的关节可看到骨性增粗、关节处肿胀、肌肉萎缩及关节变形等，关节有压痛、活动受限、活动时有摩擦感。

赤芍、桃仁等治疗类风湿性关节炎

【配方】当归、赤芍、泽泻、木瓜各10克，牡丹皮9克，桃仁、红花、川芎、露蜂房、桂枝各6克，茯苓12克，生地黄15克。

【用法】水煎服，每日1剂。

【功效】补肾活血，调肝养阴，强筋壮骨。

【主治】类风湿性关节炎。

松节、白酒治疗类风湿性关节疼痛

【配方】松节50克，白酒500毫升。

【用法】炮制药酒，每次饮10毫升，每日3次。

【功效】止痛。

【主治】类风湿性关节炎，关节怕冷、疼痛。

地龙、蜈蚣等治疗类风湿性关节炎

【配方】地龙、土鳖虫各20克，蜈蚣、桃仁、薏苡仁、青风藤、生地黄各10克。

【用法】水煎服。

【功效】驱风通络。

【主治】各种类风湿性关节炎。

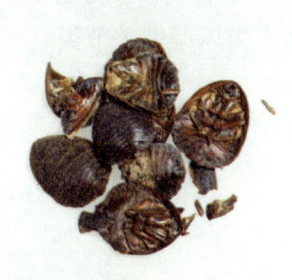

民间祖传偏方

黄芪、防己等治疗关节冷痛

- 【配方】黄芪 30 克，寻骨风、防己、徐长卿 20 克，秦艽、白术各 10 克。
- 【用法】水煎服。
- 【功效】固表驱风。
- 【主治】关节冷痛，怕风寒。

白花蛇、马钱子等治疗类风湿性关节炎

- 【配方】白花蛇 10 条，炙全蝎 30 克，炙蜈蚣 20 条，制马钱子 20 克，广地龙、炙蜂房、白僵蚕各 100 克。
- 【用法】将马钱子与绿豆同煮，煮至绿豆开花为度，剥去皮，切片晒干，用土炒至褐色。余 6 味文火焙干，共研细末，过极细筛，装零号胶囊 900～1 000 粒。每日服 3 次，每次 8 粒，连服 40 日为 1 个疗程。
- 【主治】类风湿性关节炎。

乌梢蛇、桂枝等治类风湿性关节炎

- 【配方】乌梢蛇、红花各 9 克，蜈蚣 2 条，川桂枝 6~8 克，细辛 3~4 克，雷公藤 10 克，甘草节、乳香、没药、制草乌、制川乌各 4 克。
- 【用法】药材加冷水浸泡 2 小时，置砂罐中煎沸后小火煮 1 小时，药渣再加水煎沸后小火煮半小时。晚睡前热服头汁，次日清晨热服二汁。
- 【主治】类风湿性关节炎，风湿性关节炎，系统性红斑狼疮见关节疼痛或肿胀者。

蜈蚣、蕲蛇等治类风湿性关节炎

- 【配方】白花蛇 1 条，蕲蛇、乌梢蛇各 30 克（以上三种蛇可任选一种），蜈蚣 3 条，全蝎 10 克。
- 【用法】水煎外洗患处，不宜内服。
- 【功效】搜风通络，散寒止痛。
- 【主治】关节疼痛剧烈，痛处固定，肌肤麻木，局部肿胀，关节变形。

痔疮、脱肛

痔疮发作时，多出现肛门坠痛或痔核红肿剧痛，或便时出血，兼有便秘、溲赤、唇干咽燥等热象。素积湿热，嗜食炙煿辛辣之品，或过饮酒浆而致湿热内蕴、湿热瘀滞可导致痔疮的发作。

脱肛是指肛管和直肠的黏膜层以及整个直肠壁脱落坠出，向远端移位脱出肛外的一种疾病。中医称脱肛为直肠脱垂。脱肛的发生与人体气血虚弱、机体的新陈代谢功能减弱、自身免疫力低下、疲劳、酒色过度等因素有关。

香术丸

【配方】白术500克（糯米泔浸3日）。

【用法】细锉，慢火炒焦，研为末，取干地黄250克洗净，用碗盛，于甑上蒸烂细研，加白术末，和捣一两千杵，如太硬，滴好酒少许，相和再捣为丸，如梧桐子大，焙干。每服15～20丸，空腹粥饮送下。

【主治】肠风烂漏，脱肛泻血，面色萎黄，积年不愈。

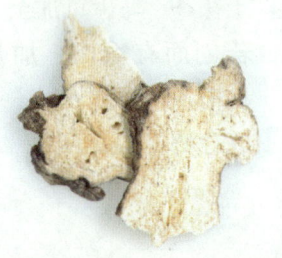

金银花、大黄等治疗痔疮

【配方】金银花、黄芩、红花各30克，大黄、芒硝各60克。

【用法】加水浸泡10～15分钟，煮沸25分钟，去渣，药液倒入盆中。先熏洗肛门，药液稍冷后坐浴。每日1剂，熏洗2次。

【主治】外痔肿痛，内痔外脱，肛门水肿。

猪大肠、绿豆清热润肠

【配方】猪大肠1段，绿豆200克，少许醋。

【用法】先将猪大肠翻开用醋洗净（连续洗3次），把绿豆填入猪肠内，再用线绳将

民间祖传偏方

肠两端扎紧，放水锅中煮约90分钟即成。食时切成小段，1次吃完，每日1次。

【功效】清热解毒，润肠通便。

【主治】内痔、外痔便血。

鲫鱼、韭菜治疗内外痔

【配方】鲫鱼1条，韭菜200克。

【用法】用水煮熟吃。

【主治】内痔、外痔。

消痔千金散

【配方】孩儿茶、寒水石各1.5克，冰片0.03克，熊胆0.6克，甘草、赤石脂、黄连各0.9克，硼砂0.3克。

【用法】共研细末。猪胆汁调搽。或以胆汁和药，灌入肛门内。

【功效】清热解毒，消肿止痛。

【主治】诸痔肿痛不已。

枯痔散

【配方】红砒（放旧瓦上火煅白烟将尽取起）、枯矾各3克，乌梅（烧存性）6克，白灵药1.5克。

【用法】共研细末，用时以口津调涂痔上，每日2次。初敷不肿，5~6日出臭水，出尽，其痔干枯，不用上药。

【主治】痔疮。

蒲公英、土茯苓等治疗混合痔

【配方】蒲公英、苦参、土茯苓、芒硝、马齿苋各30克，生甘草、生大黄各10克。

【用法】加水适量，浓煎至600毫升。术后第1次大便后立即坐浴，坐浴时将肛门放松，清除粪便，一般坐浴时间以20~30分钟为宜，每日坐浴1~2次。浴后揩干患处，用无菌敷料覆盖，胶布固定。若术后肛门水肿，芒硝加至50克；若分泌物比较多，蒲公英、苦参、土茯苓、马齿苋加至50克；若创面有胬肉，加丹参、乌梅各15克。

【主治】混合痔。

第四章
皮肤科疾病的治疗

皲 裂

皲裂，就是人们平常所说的"裂口子"，常发生在手掌、足底、唇部、口角或肛门周围等部位。干燥或慢性炎症使皮肤弹性减低或消失，再加上外力的作用易造成皲裂。

润肌膏

【配方】珠子沥青120克，白黄蜡24克，乳香6克。

【用法】于铁锅内，先下沥青，随手下黄蜡，乳香；次入麻油10～20毫升。待沥青熔开，微微熬动，放大净水盆于其旁以搅药。用铁锸滴1～2点于水中，试之如硬，少入油，看硬软合宜，新绵滤于水中揉扯，以白为度。瓷器内盛，或油纸裹。每用，先火上炙软，涂裂口上，用纸少许贴之，自然合矣。

【功效】润燥生肌，活血止痛。

【主治】手足皴涩，皮肤裂开疼痛，不能迎风者。

回神膏

【配方】生姜汁、红糟、猪脂、盐各等份。

【用法】研烂，炒熟，搽入皲裂处。当时虽痛，少顷便皮软皲合。

【主治】手足皲裂如蒸梨状，虽春夏亦如此。

民间祖传偏方

湿疹

急性湿疹临床表现为红斑、丘疹、水疱、脓疮、奇痒等，并在皮肤上呈弥漫性分布。慢性湿疹由急性湿疹演变而成，反复发作，长期不愈，表现为皮肤肥厚，表面粗糙，患部皮肤呈暗红色、有色素沉着，呈苔藓样。男女老幼皆可发病，无明显的季节性，冬季较常发生。

黄芪化毒汤

【配方】黄芪（生）15克，连翘6克，防风、当归、何首乌、蒺藜各3克。

【用法】水煎服。

【加减】日久不干，加白术6克、茯苓3克。

【功效】益气养血，化毒排脓。

【主治】瘙痒，见血无脓。

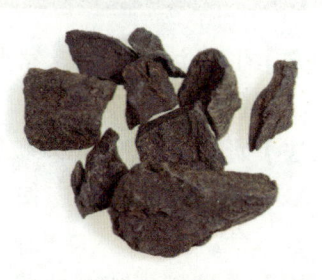

核桃仁治疗皮炎湿疹

【配方】核桃仁适量。

【用法】捣碎，炒至焦黑出油为度，研成糊状。敷患处，连用可痊愈。

【功效】滋阴润燥，解毒，祛湿。

【主治】各种湿疹。

生何首乌、苦参等治疗湿疹

【配方】生何首乌、土茯苓各15克，苦参、牡丹皮各10克，荆芥穗、蝉蜕各5克，赤芍、蒺藜、薏苡仁、晚蚕沙各12克，藿香6克。

【用法】用水浸泡30分钟，煎煮30分钟，每剂煎3次，每次约200毫升。每日早、午、晚各服1次，每次服200毫升。

【主治】湿疹，荨麻疹，剥脱性皮炎等。

第四章 皮肤科疾病的治疗

地黄饮

【配方】生地黄、熟地黄、何首乌(生)各9克,当归6克,牡丹皮、黑参、蒺藜(炒去刺)、僵蚕(炒)各4.5克,红花、甘草(生)各1.5克。

【用法】水煎,早、晚服。

【功效】凉血润燥,祛风止痒。

【主治】血风疮、旋耳疮迁延日久,血虚化燥生风,身体或耳内生疮如粟米,瘙痒无度,创面粗糙,上覆痂皮或鳞屑,心烦便秘,夜不得寐。

【注意事项】服药期间,忌食椒、酒、鸡、鹅。

蕹菜治疗皮肤湿痒

【配方】蕹菜适量。

【用法】洗净,加水煮数沸。趁热烫洗患处。

【功效】清热祛湿,止痒。

【主治】皮肤湿痒。

青鱼胆、黄柏治疗皮肤湿疹

【配方】青鱼胆、黄柏各等份。

【用法】青鱼胆剪破,取胆汁,与黄柏粉末调匀,晒干研细。用纱布包裹敷于患处。

【功效】清热解毒。

【主治】皮肤湿疹久治不愈。

紫甘蔗皮、香油治疗瘙痒湿烂

【配方】紫甘蔗皮、香油适量。

【用法】紫甘蔗皮烧存性,研细末,香油调匀,涂患处。

【功效】清热解毒,止痒。

【主治】皮肤瘙痒湿烂。

藜芦膏

【配方】藜芦、黄连、雄黄、黄芩、松脂各90克,猪脂250克,明矾150克。

【用法】研末,煎令调和。先以赤龙皮(榭木皮)、天麻汤洗,再涂抹药膏。

【主治】小儿头疮,瘃疮、癣疮、湿疹,久且瘙痒不生痂。

蝉蜕、生薏苡仁等治疗湿疹

【配方】蝉蜕、生甘草各5克,土茯苓15克,苦参、生薏苡仁、蒺藜、地肤子、白鲜皮、焦栀子、苍术各10克。

【用法】水煎服,每日1剂。

【功效】清热解毒,祛风化湿。

【主治】小儿急性湿疹。

民间祖传偏方

麻疹、荨麻疹

引起麻疹的病因多为麻毒时邪，从口鼻吸入，侵犯肺脾。麻疹有顺证和逆证。顺证按正常顺序透发，自初热、透疹直到收没，预后良好，麻疹红润，无合并症；逆证透发艰难，疹毒内闭，不能外透，或疹出不透，一出即收，或疹色稀疏淡白，或紫暗成片等，常出现并发症。

荨麻疹，俗称风团、风疹团、风疙瘩或风疹块（与风疹名称相似，却非同一疾病），是常见的过敏性皮肤病。初起时皮肤瘙痒，抓后皮肤迅速出现大小不等的风团，剧烈瘙痒，此起彼伏，骤起骤消，甚至累及黏膜，出现腹痛、腹泻、喉头水肿等症状。

生黄芪、桂枝等治疗荨麻疹

【配方】生黄芪30克，蝉蜕15克，炙甘草6克，桂枝、白芍、生姜各10克，大枣10枚（劈去核）。

【用法】煎2遍和匀，每日1剂，3次分服。

【加减】夜间瘙痒影响睡眠者加酸枣仁、石菖蒲各15克，宁心安神。

【功效】解风寒，和营卫，固肌表。

【主治】荨麻疹。

【附注】生黄芪补气固表；桂枝解肌散寒；蝉蜕祛风止痒；白芍敛阴和营；姜枣调和营卫；甘草调和诸药。

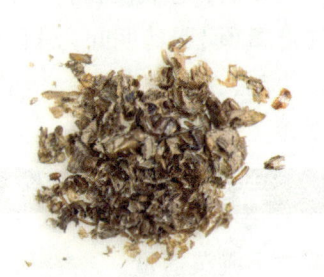

蝉蜕

芝麻根治疗荨麻疹

【配方】芝麻根1把。

【用法】洗净后加水煎，趁热烫洗。

【功效】清热，散风，止痒。

【主治】荨麻疹。

四物消风饮

【配方】生地黄12克，归身、赤芍各6克，荆芥、薄荷、蝉

第四章 皮肤科疾病的治疗

蜕各 4.5 克, 柴胡、川芎、黄芩各 3.6 克, 生甘草 3 克。
【用法】水煎服。
【主治】素体血虚, 风热外客, 皮肤游风, 瘾疹瘙痒; 劳伤冒风, 身热口燥。

活蟾蜍治疗荨麻疹

【配方】活蟾蜍 3～4 只。
【用法】蟾蜍去内脏, 洗净后放入砂锅内煮极烂, 用纱布过滤去渣, 留汤备用。搽洗患处。每日 3～4 次。
【功效】解毒, 消肿, 止痛。
【主治】丘疹性荨麻疹。
【注意事项】本药有毒, 不可内服。

加味败毒散

【配方】羌活、独活、前胡、柴胡、当归、川芎、枳壳(去瓤)、桔梗、茯苓、人参各 15 克, 薄荷、甘草、白术、防风、荆芥、苍术(米泔水浸)、赤芍、生地黄各 1.5 克。
【用法】锉, 加生姜、大枣, 水煎, 温服。

【功效】疏风祛湿, 凉血解毒。
【主治】风热客于肌肤, 气滞血凝, 发为瘾疹; 感冒风湿, 以致发斑者。

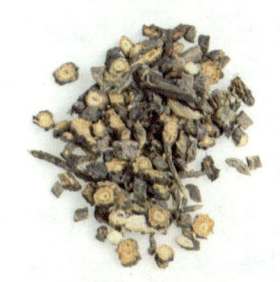

前胡

韭菜治疗荨麻疹

【配方】韭菜 1 把。
【用法】韭菜放火上烤热, 涂擦患部, 每日数次。
【功效】清热, 散风。
【主治】荨麻疹。

四圣散

【配方】紫草茸、木通(锉)、甘草(锉炒)、枳壳(麸炒去瓤)、黄芪(切焙)各等份。
【用法】共研粗末。每服 3 克, 用水 250 毫升, 煎至 200 毫升, 温服, 不拘时候。
【主治】疹出不快及倒靥。

民间祖传偏方

狐 臭

狐臭，是由分布于体表皮肤如腋下、会阴、背上等部位的大汗腺分泌物产生的一种难闻的特殊气味。夏季更甚，多在青春期时发生，老年时可减轻或消失。

中医称狐臭为"体气""狐燥"或"狐气"，认为狐臭多与先天禀赋有关，禀于先天，承袭父母腋下秽浊之气，熏蒸于外，从腋下而出；或因过食辛辣厚味之品，致使湿热内蕴；或由天热衣厚，久不洗浴，使津液不能畅达，以致湿热秽浊熏蒸于体肤之外而引起。

碘椒酊治疗腋臭

【配方】辣椒2~3个。

【用法】切成小段，放入瓶内，加入2%~2.5%的碘酊10毫升，密封摇荡，即成碘椒酊。将棉签饱蘸药液充分涂擦腋窝，每日1~3次，一般连用7日可愈。

【主治】腋臭。

【注意事项】此方辣椒采用"米椒"，一般长1~2厘米。如涂擦碘椒酊后腋窝辣痛太甚，可酌加碘酊稀释药液。

湿香

【配方】沉香1 220克，甘松、檀香、雀头香（或藿香）、甲香、丁香、零陵香、鸡骨煎香各100克，麝香71克，熏陆香97.5克。

【用法】共研细末。临用时以蜂蜜和。

【主治】体臭。

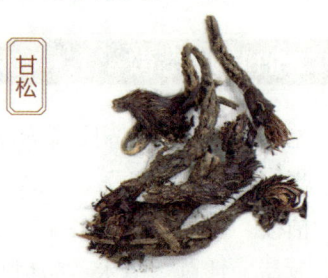

甘松

青木香散

【配方】青木香60克，附子、白灰各30克，明矾15克。

【用法】合捣为粉，搽腋下。

【主治】腋臭。

泥鳅消炎除腋臭

【配方】泥鳅适量。
【用法】将泥鳅（不洗，带黏液）捣烂。涂敷腋下，连涂数次，直至痊愈。
【功效】消炎散肿，解毒除臭。

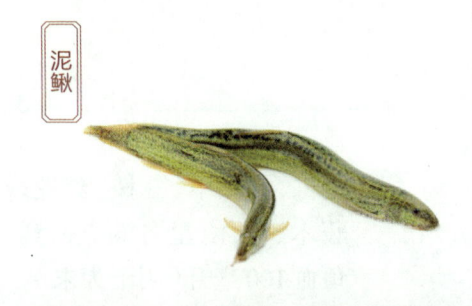

泥鳅

五香散

【配方】沉香、檀香、木香、零陵香各9克，麝香1克。
【用法】共研细末。每次用0.15克，水调，搽擦腋下，3日1次；或用药末6克盛于绢袋内，挂腋下。
【主治】狐臭。

六物胡粉膏

【配方】干商陆、胡粉各30克，干枸杞白皮、滑石、干姜、甘草各15克。
【用法】共研为末。以苦酒涂腋下，微汗出，易衣复更之，不过3次便愈。或1岁复发者，复涂之。不可多涂。
【主治】腋下及手足心、阴下、股里恒如汗湿，其气甚臭者。

鲜姜祛腋臭

【配方】鲜姜适量。
【用法】洗净捣碎，用纱布绞压取汁液。涂汁于腋下，每日数次。
【主治】狐臭。

蜘蛛散

【配方】大蜘蛛1个（用黄泥、赤石脂少许，捣罗极细，加盐少许，杵制为窠，置蜘蛛在内，烧令通红，候冷剖开）。
【用法】研为细末，入轻粉0.25克，用酽醋调成膏，临卧敷于腋下。
【主治】腋臭。

民间祖传偏方

鸡 眼

鸡眼多发生在脚底压力点部位，初生时往往会被误认为是鞋底摩擦所长的老皮，稍久渐粗硬，甚至疼痛不已。发生的原因，可能是终日甚少走动，或鞋袜过紧而影响脚底肌肉活动，导致血液循环不畅。如发现脚心有老皮渐硬，而有结块的迹象时，应每晚以热水泡脚，泡后用毛巾不断摩擦，同时放宽鞋袜，可达到预防的效果。

糯米治疗鸡眼

【配方】糯米100克，15%氢氧化钾溶液250毫升。

【用法】糯米泡入氢氧化钾溶液中，24小时后捣成透明药膏。用胶布挖孔套在患处，保护皮肤，露出鸡眼，直接涂药，再盖胶布固定，3日换药1次，直至鸡眼脱落为止。

【主治】鸡眼，寻常疣。

鸡眼膏

【配方】荸荠（线穿阴干）、火丹草（阴干）、蟾酥、蓖麻子、桃仁、穿山甲、三棱、红花、莪术、天南星各6克，鳝鱼血100毫升（阴干为末），鸡肫皮（不见水）10个，河豚眼（阴干）10枚，虎耳草（阴干）、阿魏各4.5克，麝香0.9克，麻油180克，飞黄丹90克。

【用法】一起熬膏。将鸡眼修净，摊贴。

【主治】鸡眼。

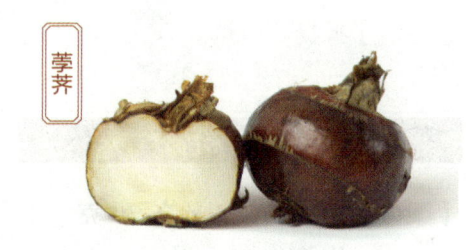

荸荠

第四章 皮肤科疾病的治疗

疮、痱子

疮通常指皮肤上或黏膜上发生红肿溃烂的疾病,是痈、疽、疖等的总称。痤疮,也称粉刺、青春痘,主要发生于面颊、额部,是一种常见的炎症性皮肤疾病。

痱子是由汗孔阻塞引起的,多发生在颈、胸背、肘窝、腘窝等部位,小孩可发生在头部、前额等处。夏季气温高、湿度大,身体出汗过多,不易蒸发,汗液浸渍表皮角质层,汗腺导管口闭塞,管内汗液潴留、内压增高,导管发生破裂,汗液渗入周围组织引起刺激在汗孔处发生疱疹和丘疹便形成了痱子。

鱼腥草治疗痤疮

【配方】鱼腥草20克,1碗水。

【用法】煎浓汤,1日分数次饮用。同时,将鱼腥草叶捣烂取汁,涂抹在患部,每日4次,约2个月即可治愈。

【主治】痤疮,皮脂腺分泌过多引起的面疱。

【注意事项】此法对面疱范围扩大或有化脓现象者,最有功效。

枇杷清肺饮

【配方】枇杷叶、桑白皮(鲜者更佳)各6克,黄连、黄柏各3克,人参、甘草各1克。

【用法】加水300毫升,煎至200毫升,空腹饮服。

【主治】肺风酒刺。

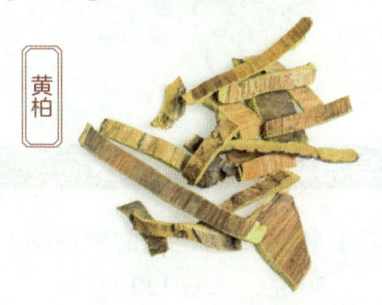

黄柏

鹅黄散

【配方】绿豆粉30克,滑石15克,黄柏9克,轻粉6克。

【用法】研为细末,以软绢帛蘸药扑于患处。

【功效】止痛收干。

【主治】痤、痱、疮作痒,抓之皮损,随后又疼者。

民间祖传偏方

土茯苓、赤芍等治疗痤疮

【配方】土茯苓 30 克，生地榆、黄柏、地肤子、金银花、板蓝根各 15 克，赤芍、蒲公英、茜草各 10 克。
【用法】水煎服，每日 1 剂。
【功效】清热解毒，活血祛湿。
【主治】痤疮。

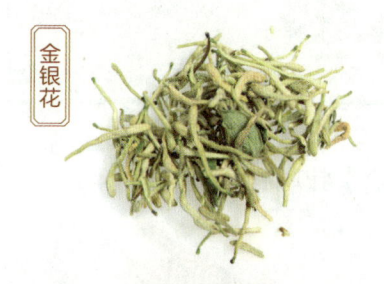

金银花

皂角刺、米醋治疗痤疮

【配方】皂角刺（即皂角的嫩棘刺）30 克，米醋 120 克。
【用法】用醋煎煮皂角刺，沸后改用文火煎浓稠为度。取汁涂于患处。
【功效】托毒排脓。

香油、使君子治疗痤疮

【配方】香油、使君子适量。
【用法】使君子，取仁放入铁锅内文火炒至微有香味，晾凉，放入香油内浸泡 1~2 日。每晚睡前吃使君子仁 3 个（成人量），10 日为 1 个疗程。
【功效】健脾胃，润燥，消积，杀虫。
【主治】面部粉刺，酒渣鼻。
【注意事项】使君子用量不宜过大，否则可引起反胃恶心、眩晕等不良反应。服用使君子时，不要饮茶。

使君子

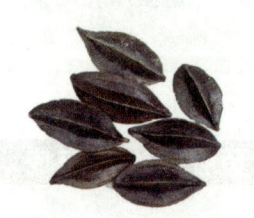

丝瓜藤水治疗痤疮

【配方】丝瓜藤水适量。
【用法】丝瓜生长旺盛时期，在离地 1 米处剪断主茎，把主茎断端插入瓶中（勿着瓶底），以胶布护住瓶口，放置一昼夜，茎中有清汁滴出，即可得丝瓜藤水，用丝瓜藤水擦患处。
【功效】清热润肤。
【主治】痤疮。

第四章　皮肤科疾病的治疗

及背部等皮脂腺发达部位痤疮或伴发丘疹、脓疱者。

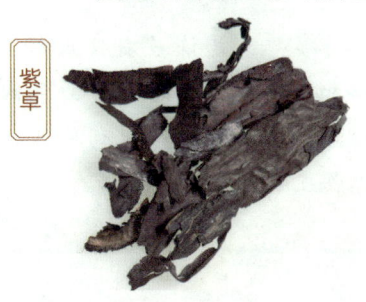

枇杷叶治疗痤疮

【配方】枇杷叶适量。
【用法】洗净煎汁，洗擦患部，每日2～3次。
【主治】痤疮。

颠倒散

【配方】大黄、硫黄各等份。
【用法】研为细末，合一处，再研匀，以凉开水或茶叶水调敷；或以药末直接撒布患处；也可以适量药末加水冲洗患处。
【主治】痤疮，面鼻疙瘩，赤肿疼痛。

紫草、丹参治疗痤疮

【配方】紫草10克，丹参15克。
【用法】每日1剂，开水泡2小时后，早、中、晚分3次服。
【加减】有脓疱者加野菊花10克，黄芪15克。
【主治】痤疮。青年男女颜面、胸

紫草

黄瓜治疗小儿痱子

【配方】黄瓜1根。
【用法】洗净，切片。涂擦患处，每日洗澡后及临睡前各1次。
【功效】清热解毒。
【主治】痱子。

藿香正气水治疗小儿痱子

【配方】藿香正气水。
【用法】温水洗净患部擦干，用藿香正气水反复轻涂。每日1～2次。
【主治】小儿痱子。

民间祖传偏方

瘙痒、皮炎

瘙痒，是许多皮肤病都有的一种自觉症状，可分为全身性瘙痒和局限性瘙痒两种。由于剧烈瘙痒，不断搔抓，皮肤出现抓痕、血痂等继发性皮损，有时可有湿疹样改变、苔藓样变或色素沉着，抓伤皮肤易继发生细菌感染。

四生散

【配方】黄芪、川羌活、蒺藜、白附子（生用）各等份。

【用法】共研细末。每服6克，用薄荷酒调服。如肾脏风下疰生疮，把猪腰子批开，以药末6克合定，裹煨香熟，空腹时细嚼，以盐酒送服。

【主治】肝肾风毒上攻，眼赤痒痛，羞明多泪；风毒下注，脚膝生疮；遍身风癣，服药不验，常觉两耳痒。

八风散

【配方】藿香（去土）250克，白芷、前胡（去芦）各500克，黄芪（去芦）、甘草、人参（去芦）各1000克，羌活（去芦）、防风（去芦）各1500克。

【用法】共研细末。每服6克，用水300毫升，加入薄荷少许，同煎至210毫升，去渣，食后温服；或每服6克，用腊茶水调服；小儿虚风，每服1.5克，以乳香、腊茶水调服。

【主治】风气上攻，头目昏眩；肢体拘急烦疼；皮肤风疮痒痛；寒壅不调，鼻塞声重。

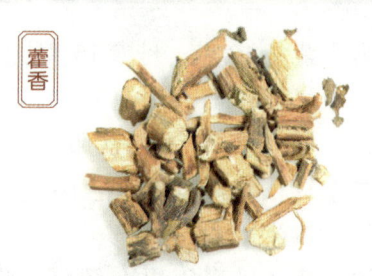

藿香

二味消毒散

【配方】明矾30克，明雄黄6克。

【用法】共研细末。清茶调化，用鹅翎蘸扫患处。

【主治】消疹止痒。

【主治】热疖、疥、疹、风湿痒疮。

防风浴汤

【配方】防风、羊桃根、苦参各90克，蒴藋（切）、石南、秦艽、川升麻、茵芋、蒺藜、蛇床子、明矾、枳壳各30克。

【用法】细锉。用水14 000毫升，煎至10 000毫升，去渣，于暖室中洗浴，令汗出。

【功效】祛风、润燥、止痒。

【主治】风湿外侵，周身瘙痒。

人参消风散

【配方】川芎、甘草、荆芥穗、羌活、防风、僵蚕、茯苓、蝉壳、藿香叶、人参各6克，厚朴、陈皮各15克。

【用法】共研为末。每服6克，以清茶调下。若暴感风寒，头痛声重，寒热倦痛，可用荆芥、清茶或温酒调服。

【主治】诸风上攻，头目昏痛，项背拘急，肢体烦疼，肌肉蠕动，头晕目眩，耳啸蝉鸣，眼涩好睡，鼻塞多嚏，皮肤顽麻，瘾疹瘙痒。

枳壳羌活丸

【配方】枳壳（去瓤麸炒）、防风（去叉）、芍药、白茯苓（去黑皮）、白芷各60克，细辛（去苗叶）、当归（切焙）、甘草（生用）各30克，羌活（去芦头）、牡荆子、人参各45克，牡丹皮75克，川芎90克。

【用法】捣碎为末，炼蜜为丸，如弹子大。每服1丸，用水150毫升，煎至120毫升，食后细呷。

【主治】妇女血风攻注，四肢麻木瘙痒（如有虫行），肌生赤肿疼痛，肩背拘急，精神倦怠。

柏黛散

【配方】黄柏、青黛各6克。

【用法】各研末，麻油调搽。

【主治】日晒疮，火癍疮。

民间祖传偏方

头　癣

头癣是一些真菌侵犯头皮和头发而引起的浅表性疾病。多见于儿童，主要通过理发工具、帽子、梳子、枕巾等间接接触传播或直接接触携菌动物而传染。临床上有黄癣、白癣、黑点癣之分。

生木鳖子治疗头癣

【配方】生木鳖子适量。
【用法】加水浸泡数天，再入锅煎煮，去渣，剃发后温洗头部。
【功效】解毒，消肿止痛。
【主治】治疗头癣。

雄黄、猪胆治疗头癣

【配方】雄黄9克，猪胆1个。
【用法】雄黄为末，猪胆汁调成糊状，外涂敷患处，每日1次。
【主治】头癣。

雄黄、氧化锌等治疗头癣

【配方】雄黄5克，氧化锌10克，凡士林85克。
【用法】调成药膏，外搽患处，每日2次。
【主治】头癣。

大蒜、猪油等治疗头癣

【配方】大蒜50克，猪油或蓖麻油适量。
【用法】将大蒜捣成泥状，加蓖麻油或猪油调和，搽患处。
【主治】头癣。

鲜生姜治疗头癣

【配方】鲜生姜适量。
【用法】将生姜捣烂如泥，加热，涂患处，每日2～3次。
【主治】头癣。

米醋、五倍子治疗头癣

【配方】米醋200毫升，五倍子30克。
【用法】五倍子煎汁，加入米醋调匀，涂患处，每日数次。
【主治】头癣。

体 癣

体癣是指发生于除头皮、毛发、掌跖和甲以外其他部位的皮肤真菌感染。皮损初起为红色丘疹、丘疱疹或小水疱，继之形成有鳞屑的红色斑片，境界清楚，皮损边缘不断向外扩展，中央趋于消退，形成境界清楚的环状或多环状，边缘可分布丘疹、丘疱疹和水疱，中央色素沉着。本病夏秋季节多发。

煅蚌壳、五倍子等治疗体癣

【配方】煅蚌壳、五倍子各60克，冰片少许。
【用法】共研细末，用植物油调敷患处。
【功效】清热化湿，祛风杀虫。
【主治】体癣。

土槿皮、百部等治疗体癣

【配方】土槿皮、百部各30克，蛇床子15克，乙醇240克。
【用法】药物用乙醇浸泡3日，过滤取液，每日1~2次，外涂患处。
【功效】杀虫止痒。
【主治】体癣。

生大黄、丁香等治疗体癣

【配方】生大黄15克，丁香9克，米醋90毫升。
【用法】将生大黄与丁香浸泡在米醋中，5日后用消毒纱布过滤，去渣取汁，涂于患处。
【功效】解毒杀虫。
【主治】体癣。

明矾、白凤仙花治疗体癣

【配方】明矾6克，白凤仙花12克。
【用法】研细调匀，涂在患处。
【功效】解毒杀虫，燥湿止痒。
【主治】体癣。

龙眼核、醋治疗体癣

【配方】龙眼核、醋各适量。
【用法】龙眼核去外面黑壳，醋磨，取汁敷于患处。
【功效】消炎止痒。
【主治】体癣。

民间祖传偏方

手足甲癣

手足癣是指指（趾）及掌、跖面皮肤的浅部真菌感染。病原菌多为红色毛癣菌、絮状表皮癣菌及须毛癣菌。临床分为水疱型、鳞屑角化型、浸渍型。

甲癣一般由手足癣日久蔓延而成，是浅表皮肤真菌侵犯甲板或甲下的一种疾病。临床以指（趾）甲发生凹凸不平、肥厚，失去正常光泽等为特征。

百蛇灭癣方一

【配方】蛇床子、苦参、白鲜皮各45克，生百部、当归各20克，雄黄面（后下）、硫黄面（后下）各12克。

【用法】每日1剂。水煎待温后浸泡20~30分钟，每日2次。

【主治】鳞屑、角化型手癣。

百蛇灭癣方二

【配方】蛇床子、苦参、白鲜皮各60克，生百部、黄柏各20克，雄黄面（后下）、硫黄面（后下）各12克。

【用法】每日1剂。水煎待温后浸泡20~30分钟，每日2次。

【主治】糜烂型手足癣。

三妙汤加味

【配方】苍术、黄柏、川牛膝、木瓜各10克，大青叶、赤小豆各12克，鱼腥草15克，生甘草6克。

【用法】水煎服，每日1剂。

【功效】清热燥湿，祛风解毒。

【主治】足癣湿热下注型。

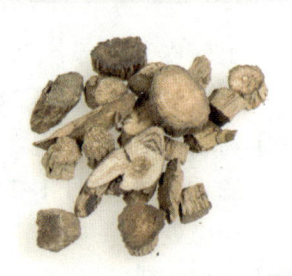

川牛膝

百部根酒

【配方】百部根50克，白酒500毫升。

【用法】将百部根炒至焦黄，入酒

浸泡，5日后取用。每次15毫升，空腹饮之，每日3次。

【主治】各型手足癣。

养血润肤饮

【配方】丹参、地肤子、白鲜皮、当归、白芍、皂角刺、桃仁、防风各10克，熟地黄、何首乌、天花粉各12克。

【用法】水煎服，每日1剂。

【功效】养血润燥，祛风止痒。

【主治】手癣血虚生燥者。

大皂角治疗手足癣

【配方】大皂角4条，陈醋240克。

【用法】将大皂角连籽打碎，入醋内煎开熏手，如痒先熏后洗，如痛单熏不洗。

【功效】豁痰祛风，杀虫散结。

【主治】脚癣和灰指甲、痈肿、疥癣。

苏木浸洗方

【配方】苏木、蒲公英、钩藤各30克，防风、防己、花椒、黄芩、白矾各15克。

【用法】水煎外洗

【功效】解毒消肿，止痛收敛。

【主治】足癣浸渍糜烂型。

神经性皮炎

神经性皮炎，是一种常见的慢性神经功能障碍性皮肤病。好发于颈项、上眼睑处，基本皮损为针头至米粒大小的多角形扁平丘疹，淡红、淡褐色或正常肤色，质地较为坚实而有光泽，表面可覆有糠秕状鳞屑，久之皮损渐融合扩大，形成苔藓样变。自觉阵发性瘙痒，常于局部刺激、精神烦躁时加剧。

木鳖子、陈醋治疗神经性皮炎

【配方】木鳖子60克，陈醋500毫升。
【用法】土鳖子去壳，烤干后研成细末，放入陈醋内浸泡7天，每日摇动2次。先用绿茶水清洗患处，然后用药液直接涂搽，每日2~3次。
【功效】疏肝清热，疏风止痒。
【主治】神经性皮炎。

何首乌、牡丹皮等治疗神经性皮炎

【配方】何首乌、生地黄各12克，熟地黄、当归各9克，牡丹皮、红花、地肤子各45克，白蒺藜、僵蚕、玄参、甘草各3克。
【用法】水煎服，每日1剂。
【功效】疏肝清热，疏风止痒。
【主治】神经性皮炎。

细辛、良姜等治疗神经性皮炎

【配方】细辛、良姜、官桂各15克，95%乙醇125毫升，甘油适量。
【用法】前3味药研成细末，入乙醇中浸泡1周，过滤后加入适量甘油即成。用此药涂患处，每日2次。
【功效】温经散寒，通脉止痒。
【主治】神经性皮炎。

生薏苡仁、白鲜皮等治疗神经性皮炎

【配方】生薏苡仁、珍珠母各30克，干地黄、白鲜皮各15克，当归、川芎、赤芍、防风、荆芥、五味子各10克。
【用法】水煎服，每日1剂。
【功效】疏肝清热，疏风止痒。
【主治】神经性皮炎。

第四章 皮肤科疾病的治疗

冻 疮

冻疮是指、趾、耳、鼻等暴露部位受低温影响，出现紫斑、水肿、炎症反应等病变。易在寒冷季节发病，温暖季节好转，每至冬寒，老疮处易复发。

芫花、甘草治疗冻疮

【配方】芫花、甘草各15克。
【用法】水煎外洗，每日2次。
【主治】冻疮。

精制樟脑、海螵蛸等治疗冻疮

【配方】精制樟脑9克，海螵蛸6克，凡士林105克。
【用法】调成软膏摊纱布上外敷。
【主治】冻疮。

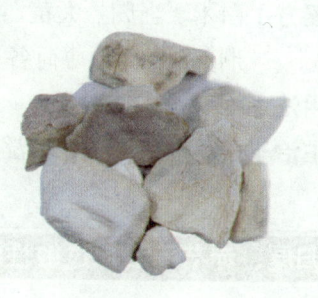

黄柏、白蔹治疗冻疮

【配方】黄柏21克，白蔹9克。
【用法】水煎外洗。
【主治】冻疮未溃。

瓦楞子治疗冻疮

【配方】瓦楞子。
【用法】煅研极细末，麻油调搽，湿则干撒。
【主治】冻疮。

辣椒、川木瓜等治疗红斑期冻疮

【配方】辣椒、川木瓜各30克，葱白60克。
【用法】水煎温浴。
【主治】红斑期冻疮。

第五章 五官科疾病的治疗

眼科疾病

眼科疾病是发生在视觉系统（包括眼球及与其相关联的组织）的有关疾病，主要包括中心浆液性视网膜病变、干眼症、夜盲症、失明、弱视、散光、沙眼、白内障、糖尿病视网膜病变、结膜炎、色盲、近视、远视、针眼、青光眼等。

车前子、黄连治疗沙眼干涩隐痛

【配方】车前子、黄连各30克。
【用法】共研细末，每次服4克，每日3次。
【功效】清热利湿。
【主治】沙眼干涩隐痛。

车前子

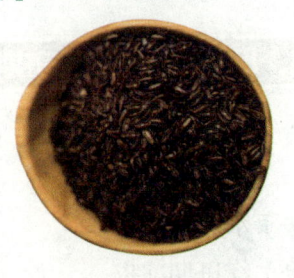

生大黄治疗结膜炎

【配方】生大黄3片。
【用法】泡软后，取1片贴于患处，至凉感消失后去掉，再换1片贴，每日数次。
【功效】凉血泻火。
【主治】急性结膜炎目赤红肿。

洗心汤

【配方】白术、当归、大黄、赤芍、荆芥、甘草、薄荷各4.5克。
【用法】水煎，空腹时服。
【主治】心经积热上攻，眼涩睛痛。

当归尾、赤芍等治疗过敏性结膜炎

【配方】当归尾、生地黄、菊花各12克，夏枯草15克，大黄2克，赤芍、薄荷、荆芥、防风各9克，甘草3克。
【用法】水煎服，每日3次。

【功效】清热明目，祛风止痒。
【主治】过敏性结膜炎。

金液汤

【配方】软前胡、北柴胡（炒）、京芍药、直防风各3克，白桔梗2.5克，川独活1克，肥知母、荆芥穗、片姜黄（炒）各1.5克，苏薄荷1.8克，蔓荆子（炒研）2克。
【用法】咀片。水煎，饭后热服。
【功效】疏风散热，活血明目。
【主治】赤眼以及赤眼日久，风凝热积血滞遂成外障者。

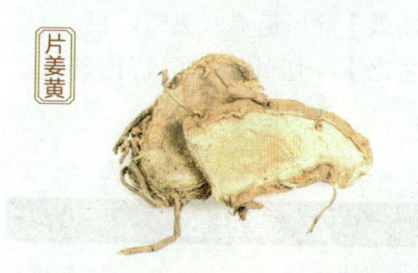

菊花、荆芥等治疗结膜炎

【配方】菊花、金银花、密蒙花各6克，荆芥9克，冰片0.5克，薄荷5克。
【用法】水煎熏洗双眼，每日3次。
【功效】清热、疏风、止痒。
【主治】过敏性结膜炎，春季卡他性结膜炎。

第五章　五官科疾病的治疗

明目夜光丸

【配方】生地黄（酒洗）、钗石斛、当归（酒洗）、菟丝子（酒煮捣烂）、青葙子、枸杞子各60克，人参、山茱萸（去核）、怀牛膝（酒洗）、粉丹皮、玄参各30克，白茯苓、山药各45克，密蒙花、菊花各15克，北五味子21克。
【用法】共研细末，炼蜜为丸。每次9克，空腹服用。
【主治】内障翳膜。

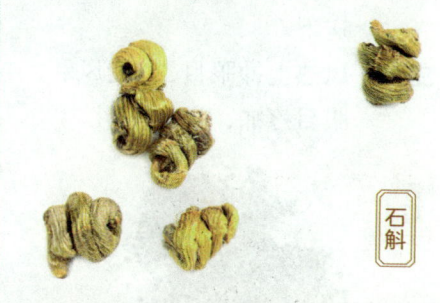

碧云散

【配方】川芎、鹅不食草各30克，细辛、辛夷各6克，青黛3克。
【用法】共研细末。患者口含凉水，将药末吹入左右鼻孔内，取嚏为效；或以鼻嗅药，效缓。
【主治】头风日久，连及眉棱骨酸痛，眼皮跳动，渐起蓝云遮睛，

民间祖传偏方

多致损目。

决明子丸

【配方】决明子(炒)、细辛(去苗)、青葙子、蒺藜(炒去角)、茺蔚子、川芎、独活、羚羊角(镑)、升麻、防风(去叉)各15克,玄参、枸杞子、黄连(去须)各90克,菊花30克。

【用法】共研细末,炼蜜和丸,如梧桐子大。每服20丸,加至30丸,淡竹叶煎汤送下。

【主治】风热上冲眼目,外受风邪,眼目疼痛,视物不明。

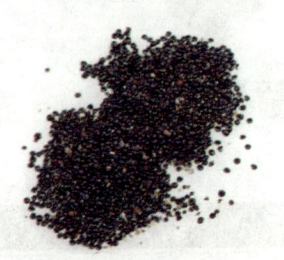

青葙子

炉甘石、朱砂等治疗双目涩痛

【配方】炉甘石30克,朱砂3克,冰片15克,琥珀5克,硼砂10克。

【用法】共研细末,用玻璃棒蘸凉开水少许,再蘸药末如米粒大,点眼,每日3次,10日为1个疗程。

【功效】清热解毒,明目。

【主治】沙眼、眼睑红赤涩痛。

炉甘石散

【配方】炉甘石3克,片脑0.3克,黄连0.8克。

【用法】制甘石60克,以黄柏30克、黄连15克煎浓汁滤净,投入甘石内晒干,以汁晒尽为度。按方称药和匀,研为细末,乳汁调匀,涂烂处。

【功效】除风退赤,去翳明目。

【主治】一切外障,白睛伤破,烂弦风眼。

煮肝散

【配方】青蛤粉、夜明砂、谷精草各等份。

【用法】共研细末。每次15~21克,猪肝内煮熟,细嚼,用清茶送下。

【主治】小儿疳积,眼生翳膜,大人雀目。

第五章 五官科疾病的治疗

耳科疾病

耳部疾病是常见的五官科疾病，主要包括耳外伤、外耳炎、中耳炎、中耳积水、中耳珍珠瘤、听力障碍、耳鸣、眩晕、突发性耳聋、耳咽管阻塞等。

泽泻、天麻等治疗耳聋、耳鸣

【配方】泽泻30克，天麻10克，陈皮12克，半夏9克。
【用法】水煎服，每日2次。
【功效】清肝、理气、化痰。
【主治】痰火郁结，耳内堵塞，头昏、胸闷、咳嗽、痰多之耳聋耳鸣。

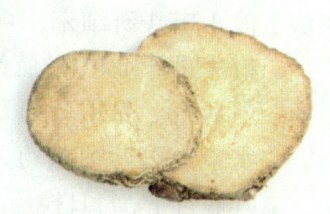

泽泻

夏枯草、香附等治疗耳鸣、耳塞

【配方】夏枯草、火炭母各30克，香附20克，石菖蒲15克。
【用法】水煎服，每日2次。
【功效】清肝、理气、化痰。
【主治】耳鸣，耳内有堵塞感且伴有头昏沉重。

滴耳油

【配方】核桃仁（研烂，挤油去渣，得油3克）适量。
【用法】兑冰片0.6克。每用少许，滴于耳内。
【功效】清热、解毒、消肿。
【主治】耳疖，耳内闷肿出脓。

清耳膏

【配方】附子尖（生）、石菖蒲、蝉蜕（生去土）各等份。
【用法】共研为末。耳痛者用麻油调入；耳痒者，用生姜汁调成锭子，用纱布裹好，塞入耳中。药干便换。
【主治】耳内或痒或痛。

耳疖丸

【配方】明矾（枯）、陈皮（烧灰）各1.5克，麝香0.15克，胭脂胚0.75克。

民间祖传偏方

【用法】做丸备用。先用棉签拭去脓，再将药丸送入耳内。
【主治】耳疳，出脓及黄水。

耳脓散

【配方】水龙骨（煅）、海螵蛸、五倍子（炒黄）、飞青黛、石榴花瓣（炙脆）各3克，枯矾、煅黄鱼齿、细薄荷各1.5克，梅片、川雅连、蛀竹屑各0.9克。
【用法】共研极细末，用时取少许吹耳。
【主治】耳疳，脓水不止。

蔓荆子散

【配方】蔓荆子、赤芍药、生地黄、桑白皮、甘菊花、赤茯苓、川升麻、麦冬（去心）、木通、前胡、炙甘草各等份。
【用法】共锉为散。每服9克，用水300毫升，加生姜3片、大枣2枚，煎至150毫升，食后服。
【主治】内热，耳出脓汁或耳鸣而聋。

商陆塞耳方

【配方】生商陆适量。
【用法】洗净用刀如枣核大，塞入耳中，每日2次。
【主治】耳肿。

生地黄、冰片凉血止痛

【配方】鲜生地黄30克，冰片1克。
【用法】生地黄捣烂取汁，加入冰片滴耳，每日3次。
【功效】清热凉血，消肿止痛。
【主治】慢性中耳炎。

陈皮炭等治疗慢性化脓性中耳炎

【配方】炒黑陈皮炭3克，青橄榄（瓦上煅透）2枚，石榴花（瓦上焙枯）1.5克，梅片0.6克。
【用法】前3味共研细末，再加入梅片同研和匀，贮瓶备用，勿泄气。先用药棉卷去脓水，另以药棉蘸药，撒入耳底自干，每日换药1次。
【功效】行散郁热，燥湿止痛、疗疳。
【主治】慢性化脓性中耳炎。

丝瓜络等治疗化脓性中耳炎

【配方】丝瓜络（烧炭存性）3克，银珠、冰片各1克，硼砂、石菖蒲各1.5克。
【用法】共研细末。每用少许吹耳，

第五章 五官科疾病的治疗

每日3次。
【功效】清热消肿，通经止痛。
【主治】化脓性中耳炎。

蜈蚣、香油治疗慢性中耳炎

【配方】蜈蚣1条，香油50克。
【用法】油炸蜈蚣，炸焦后去蜈蚣，油置冷，用油滴耳，每次少许，每日3次。
【功效】清热解毒。
【主治】慢性中耳炎。

陈皮、煅明矾治疗中耳炎

【配方】陈皮24克，煅明矾9克。
【用法】共研细末，吹入耳内。
【功效】燥湿化痰，清热解毒。
【主治】化脓性中耳炎。

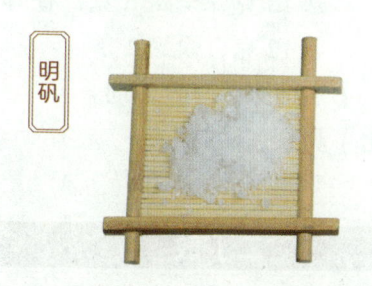

明矾

耳灵粉

【配方】川黄连粉3克，黄柏粉1.5克，紫草粉1.8克，氯霉素1克，四环素0.75克。
【用法】混合，过80目筛，后装瓶备用。用前先以3%过氧化氢溶液洗拭患耳，再用细棉棒将耳擦干，然后将药粉少许吹入耳腔中，每日用药1次。
【主治】化脓性中耳炎。

蛇蜕、冰片治疗中耳炎

【配方】蛇蜕30克，冰片0.5克。
【用法】蛇蜕放于瓦片上焙黄，研细面，加冰片吹患耳。
【功效】清热解毒，消肿止痛。
【主治】急性中耳炎。

枯矾、冰片治疗中耳炎

【配方】枯矾5克，冰片3克。
【用法】共研极细末，装瓶备用。用时先以过氧化氢溶液冲洗外耳，棉签吸干。再取本药少许，吹入耳内，每日1次，连用3次即愈。
【主治】急、慢性中耳炎，听力减退，有脓液外溢。

民间祖传偏方

鼻科疾病

鼻科疾病按病因分类，可分为炎症性、外伤性、肿瘤性疾病；按起病的轻重缓急可分为急性或慢性疾病；按病变部位又可分为外鼻、鼻腔和鼻窦等处的疾病；按病变性质可分为功能性、器质性疾病。

探渊丹

【配方】辛夷3克，当归、生地黄各15克，麦冬60克，茯苓、天花粉各9克，黄芩、桔梗各6克，白芍30克。

【用法】水煎服。

【主治】鼻渊，涕流黄浊，不堪闻。

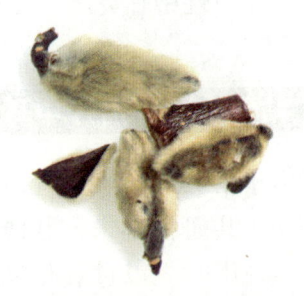

辛夷

通鼻膏

【配方】白芷5克，芎䓖、木通各15克，当归、细辛、莽草各23克，辛夷30克。

【用法】细锉，以猪脂500克，煎令白芷色黄，绵滤去渣，盛于瓷器中。候冷，绵裹枣核大，纳鼻中，每日换3次。

【主治】鼻孔窒塞，香臭不闻，妨闷疼痛。

半枝莲、黄芪等治疗鼻咽痛

【配方】半枝莲、白花蛇舌草、肿节风、黄芪各30克，山慈菇15克，全蝎6克，苍耳子12克，蜈蚣2条。

【用法】水煎服，每日1剂。

【主治】鼻咽痛。

二丁散

【配方】苦丁香、丁香、粟米、赤小豆各7粒，石膏少许。

【用法】共研细末，吹鼻中。

【主治】鼻不闻香臭或鼻生息肉，偏头风。

第五章　五官科疾病的治疗

蛇泡簕、丹参等治疗鼻咽癌

【配方】蛇泡簕、丹参、钩藤、走马胎各30克,入地金牛、蒺藜、老鼠刺、铁包金、茜草根、山慈菇、穿破石、细叶七星剑各15克,大枣60克。

【用法】水煎服,每日1剂。

【功效】攻瘀抗癌,清热解毒。

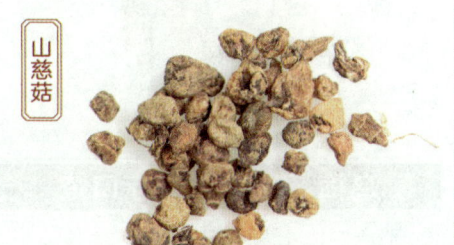

【主治】鼻咽癌。

山慈菇

香膏

【配方】白芷、当归、川芎、细辛、辛夷、通草、桂心、薰草各22.5克。

【用法】㕮咀,苦酒渍1夜,以猪膏14克,煎至白芷色黄成膏,滤去渣。取少许点鼻中或绵裹塞鼻中。以愈为度。

【主治】鼻中窒塞。

通草散

【配方】木通、细辛、附子(炮去皮脐)各等份。

【用法】共研细末。绵裹少许,纳鼻中。

【主治】鼻齆,气息不通,不闻香息。

瘦猪肉、山楂等治疗鼻咽癌

【配方】瘦猪肉、山楂、面上柏各50克。

【用法】加水1 500毫升,煮熟后吃肉喝汤,每日1剂,连用7日为1个疗程,休息3日后再可服用10个疗程。

【功效】扶正抗癌。

【主治】鼻咽癌。

民间祖传偏方

口腔疾病

口腔症状是由外界理化因子的损害、病原的侵入、牙颌面发育异常以及全身性疾病等情况下造成的病理现象。许多口腔症状如口干、口臭、牙痛等，本身不是独立的疾病，只是口腔疾病表现的症状或体征。

立效散

【配方】槟榔（火煅）适量。
【用法】研为末，入轻粉，敷疮上，立愈。
【主治】口吻边生疮，浸淫不愈。

生大黄治疗小儿口疮

【配方】生大黄20克。
【用法】置杯中，加开水150毫升，加盖严实，约10分钟后含服。每日可冲泡2次。
【主治】小儿口疮。

柴胡汤

【配方】柴胡（去苗）、地骨皮各30克。
【用法】粗捣筛。每服9克，用水150毫升，煎至90毫升，去渣，取少许含咽之。
【主治】口糜生疮。

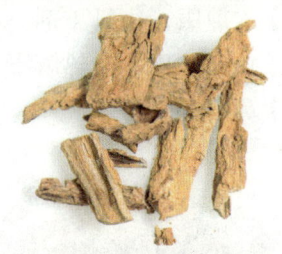

地骨皮

乌梅、硼砂等治疗口疮

【配方】乌梅炭、枯矾、孩儿茶叶各9克，硼砂（或冰片）1.5克。
【用法】前3味药共研细末，加硼砂或冰片同研和匀，装瓶备用。先清洗口腔溃疡面，再把药粉均匀撒布于疮面上。每日1次。
【主治】解毒、收湿、敛疮、生肌。

萍草丸

【配方】浮萍草（晒）、黄柏（研末）、杏仁、青黛各等份，轻粉少许。

【用法】共研末，炼蜜为丸。以绵裹含口中，有涎即吐之。
【主治】口舌生疮。

玄参升麻汤

【配方】玄参、赤芍药、犀角（可用水牛角代替）、升麻（镑）、桔梗（去芦）、贯众（洗）、黄芩、甘草（炙）各等份。
【用法】咬咀。每服12克，用水220毫升，加生姜5片，煎至160毫升，去渣，不拘时服。
【主治】心脾壅热，舌上生疮，木舌、重舌、舌肿，或脸颊两边肿痛。

五香丸

【配方】豆蔻、丁香、藿香、零陵香、青木香、白芷、桂心各30克，香附子60克，甘松香、当归各15克，槟榔2枚。
【用法】研末，蜂蜜和作丸。常含如大豆1丸咽汁，白天3次，夜里1次。5日口香，10日体香。
【主治】口臭及身臭。

瓜蒌根散

【配方】瓜蒌根、胡黄连、黄芩各22克，僵蚕（炒）、白鲜皮、大黄（锉炒）各15克，牛黄（研）、滑石（研）各7.5克。
【用法】共研细末，研匀。每服6克，不拘时候，竹叶汤调服。
【主治】风热，口中干燥，舌裂生疮。

清气丸

【配方】青皮、黄连、黄芩、甘草各15克，石膏、檀香各30克。
【用法】共研为末，蜜丸如弹子大。每服1丸，细嚼，开水送下。
【功效】清胃泄热。
【主治】口臭。

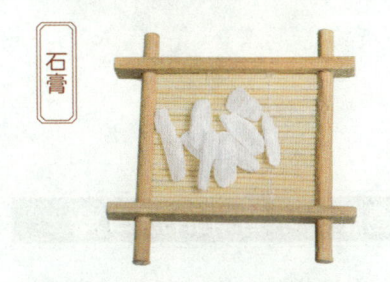

石膏

玄参莲枣饮

【组成】玄参90克，牡丹皮、炒酸枣仁各30克，丹参15克，柏子仁、莲子心各9克。

民间祖传偏方

【用法】水煎服。
【功效】滋阴降火,养心安神。
【主治】心阴不足,唾干津燥,口舌生疮,渴欲思饮,久则形容枯槁。

玄参丸

【配方】玄参、天冬(去心焙)、麦冬(去心焙)各30克。
【用法】捣罗为末,炼蜜和丸,如弹子大。每以绵裹1丸,含化咽津。
【功效】滋阴降火。
【主治】阴虚火旺,口舌生疮,延久不愈。

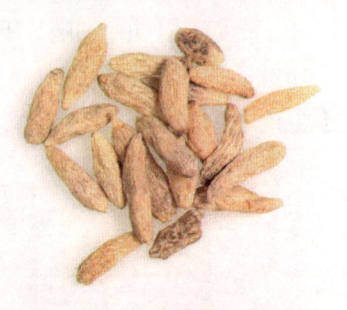

麦冬

葛根、木香等治疗口臭

【配方】葛根30克,陈皮、藿香、木香、白芷各12克,丁香5克。
【用法】水煎,每日1剂,分多次,先含数分钟,吐出,再喝一口药。
【主治】口臭。
【注意事项】本方不宜久煎,有口腔溃疡者禁用。

牙药麝香散

【配方】绿矾(微炒)、麝香(研)各30克,石胆(炒)、细辛(去苗)各6克,五倍子(去蚌瓢)、百药煎各36克,诃子皮、何首乌、白茯苓(去皮)、白龙骨、甘松(去土)、藿香叶各12克,缩砂仁24克,零陵香18克。
【用法】共研细末。先用热浆水漱口,每用药少许擦牙,含口少时,后用热水漱口。每日早晨用。
【功效】牢牙止痛。
【主治】牙齿不牢,疳蚀腐臭,牙缝垢黑。

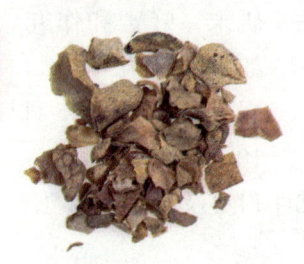

五倍子

第五章　五官科疾病的治疗

咽喉疾病

咽喉疾病是常见的五官科疾病，主要包括咽喉炎、慢性咽炎、咽喉肿痛、扁桃体炎、食管癌、声带病变、喉癌、急性咽炎、慢性咽炎、梅核气、溃疡膜性咽炎、扁桃体周围脓肿等。

芹菜、蜂蜜治疗咽干口燥

【配方】芹菜1 500克，蜂蜜250克。

【用法】芹菜捣烂取汁，与蜂蜜调和，煎熬成膏，每服5毫升，每日数次。

【功效】清热、利咽、生津。

【主治】慢性咽炎，咽干口燥。

乌膏

【配方】生乌500克，升麻150克，羚羊角、芍药、通草各100克，蔷薇根（切）600克，艾叶13克（生者尤佳），生地黄（切）300克，猪脂1 000克。

【用法】上9味，咬咀。绵裹，苦酒1 000毫升，浸1宿，纳猪脂中，微火煎取，苦酒尽，膏不鸣为度，去渣，薄绵裹膏似大杏仁，纳喉中，细细吞之。

【主治】脏热喉肿，神气不通。

含化射干丸

【配方】射干、川升麻各30克，硼砂（研）、甘草（炙微赤，锉）各15克，豉心（微炒）70克，杏仁（汤浸，去皮、尖、双仁，麸炒微黄，细研）5克。

【用法】捣罗为末，和匀，炼蜜和捣两三百杵，调和为丸，丸如小弹子大。每次含1丸咽津。

【主治】热病。脾肺壅热，咽喉肿塞，连舌根痛。

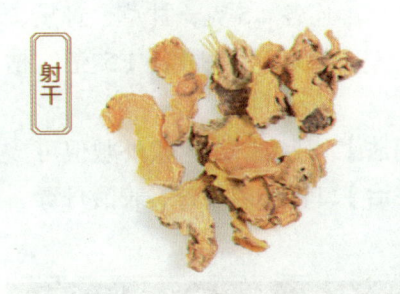

射干

均药

【配方】栀子（炒）21克，薄荷叶、黄连各30克，升麻9克，

民间祖传偏方

鸡内金（炙黄）4.5克。
【用法】共研细末，吹患处。
【功效】清热解毒，消肿散结。
【主治】咽喉诸症，手术后患处坚硬不消不溃。

芝麻叶养阴生津治疗咽炎

【配方】鲜芝麻叶6克。
【用法】用凉开水洗净，放入口中嚼烂，慢慢吞咽，每日3次。轻者2～3日可愈，重者5～6日可愈。
【功效】清热、养阴、生津。
【主治】慢性咽炎，咽干咽痒。

冰黄散

【配方】冰片2.4克，人中白、黄柏、蒲黄各3克，薄荷叶、黄连各4.5克，甘草、青黛、硼砂、朴硝各1.5克，枯矾少许。
【用法】共为细末，内吹外敷俱可。
【主治】口舌喉内结毒，兼治丹毒。

青果、麦冬、胖大海治疗慢性咽炎

【配方】青果、麦冬各10克，胖大海12克。
【用法】水煎服，代茶饮。
【功效】清热利咽，养阴生津。
【主治】慢性咽炎，口干咽燥。

生地黄、麦冬治疗咽炎

【配方】生地黄60克，麦冬30克。
【用法】水煎服，每日3克。
【功效】养阴生津。
【主治】慢性咽炎，咽干明显。

酢浆草清热利咽

【配方】新鲜酢浆草30克（干品9克）。
【用法】水煎服，每日1剂，少量多次，频频饮用。
【功效】清热、解毒、利咽。
【主治】慢性咽炎。

青龙散

【配方】石膏240克，朴硝、甘草（生）各3克，青黛15克。
【用法】共研细末。每服6～9克，煎薄荷汤调匀，含漱，冷即吐出，不拘时候，误咽不妨。
【主治】咽喉肿痛。

第六章 儿科疾病的治疗

小儿厌食

厌食是指因消化功能障碍引起的一种慢性消化性疾病，属中医"纳呆""恶食"范畴。一般多见于学龄前儿童，成年人亦有之。小儿厌食临床表现以小儿长期不思饮食、见食不贪甚至拒食，伴有面色苍白、形体消瘦、乏力倦怠为特征。影响食欲和消化功能的因素很多，至于消化系统疾患、全身性疾病以及不良的饮食习惯而导致的厌食非本病范畴。中医认为厌食多因脾胃功能失调所致。

怀山药、芡实等治疗厌食症

【配方】怀山药、薏苡仁各250克，芡实、鸡内金、扁豆蔻150克，稻米6 000克。

【用法】药材分次下锅，用文火炒成淡黄色，混合后研为极细末，装入瓶内备用。同时，取药末1汤匙，用滚开水冲服，每日早、晚各1次。10天为1个疗程。

【主治】厌食症。

姜糖饮

【配方】生姜3～5片，红糖3～6克。

【用法】水煎或开水冲服。

【功效】温中散寒，暖脾益胃。

【主治】不吮乳症。先天虚寒或后天寒邪所伤，致脾阳不振，运化失职，出生后二三日内不吮乳，面色灰暗或微青，四肢发凉，哭声无力，指纹青暗，舌质淡，苔白润。

吴茱萸椒矾散治疗小儿厌食

【配方】吴茱萸、白胡椒、明矾各等份。

【用法】共研细末，贮瓶备用。用时取药粉20克，用陈醋调和成软膏状，敷于两足心

民间祖传偏方

涌泉穴上，外用纱布包扎固定。每日换药1次。

【主治】温中散寒，清热燥湿。

加味平胃散

【配方】南苍术(炒)、厚朴(姜炒)、大腹皮(制)、甘草(生)、陈皮、莱菔子(焙)、山楂、麦芽(炒)、神曲(炒)各等份。

【用法】加生姜，水煎服。

【功效】化积消滞。

【主治】小儿饮食过度，积滞内停，脘腹膨胀，大便不通。

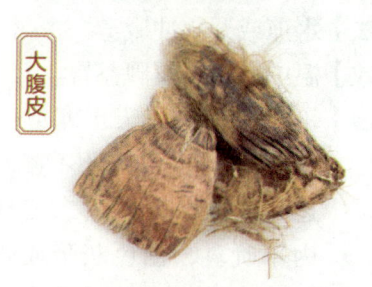

大腹皮

白术、茯苓等治疗小儿脾虚厌食

【配方】白术、茯苓、党参、陈皮各6克。

【用法】水煎服。

【功效】健脾和胃。

【主治】脾虚型厌食。临床表现为面色苍黄、形体消瘦、不思饮食、好卧懒动、疲倦少语、大便稀不成形、舌质淡、苔少、脉象细弱无力等。

健脾开胃散

【配方】饭锅巴、面锅巴各150克，怀山药15克，莲子、薏苡仁、白术各10克，山楂、麦芽、神曲各9克，砂仁6克，甘草3克。

【用法】水煎服，每日1剂，5日为1个疗程。

【功效】健脾醒胃，消食导滞。

【主治】小儿厌食症。

健脾散

【配方】白茯苓(去皮)、人参各30克，厚朴(用姜汁炙)90克，苍术(米泔浸1夜)120克，陈橘皮(去白)150克，甘草(半生半熟)、草果子(去皮)各60克。

【用法】共研为末。每服3克，加生姜、大枣，水煎服。

【主治】小儿脾胃虚弱，湿滞中阻，胸腹胀满，不思饮食。

第六章 儿科疾病的治疗

小儿惊厥

惊厥，又称抽风或惊风，是较常见的症状，各年龄段小儿均可发生，尤以6岁以下多见，多由高热、脑膜炎、脑炎、癫痫、中毒等所致。惊厥反复发作或持续时间过长，可引起脑缺氧性损害、脑肿，甚至引起呼吸衰竭而死亡。本病初发的表现是意识突然丧失，同时有全身或局部肢体抽动，还多伴有双眼上翻、凝视或斜视，也可伴有吐白沫和大小便失禁。而新生儿期可表现为轻微的全身性或局限性抽搐，如凝视、面肌抽搐、呼吸不规则等。中医学认为惊厥是惊风发作时的证候。

化风丹

【配方】胆南星、羌活、独活、防风、天麻、人参（去芦）、川芎、荆芥、粉草、全蝎各等份。

【用法】共研为末，炼蜜为丸，芡实大。薄荷汤下。

【功效】祛风化痰，退热镇搐。

【主治】小儿惊厥。

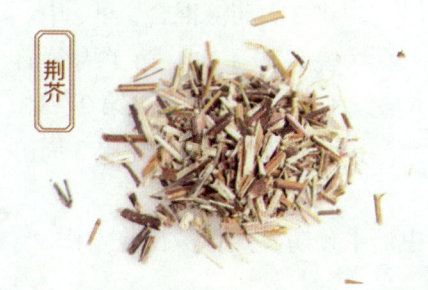

一枝黄花、生姜治疗小儿急性惊风

【配方】一枝黄花30克，生姜1片。

【用法】捣烂取汁，开水冲服。

【主治】小儿急性惊风。

丁香、葱白等治疗小儿惊风

【配方】丁香、葱白、艾蓬头各7个。

【用法】上药打匀，敷在脐孔，用布裹。

【主治】小儿惊风。

可保立苏汤

【配方】黄芪（生）45克，党参、酸枣仁（炒）各9克，白术、甘草、当归、白芍、枸杞子各6克，山茱萸、补骨脂各3克，核桃1个（连皮打碎）。

【用法】水煎服。

民间祖传偏方

【功效】大补元气，温养脾肾。
【主治】小儿因伤寒、瘟疫或痘疹、吐泻等症，病久气虚，致患慢性惊风，四肢抽搐，项背后反，两目天吊，口流涎沫，昏沉不省人事。

金银花、猪胆等治疗小儿惊风

【配方】金银花9克，猪胆1.5克，甘草3克。
【用法】水煎服。
【主治】小儿惊风。

消风散

【配方】川芎、羌活（去芦）、人参（去芦）、白茯苓（去皮）、僵蚕、蝉壳各30克，陈皮（去白）、厚朴（去粗皮姜制）各30克。
【用法】共研细末。每服6克，清茶调下。
【功效】祛风化痰。
【主治】风痰风厥，涎盛不利，半身不遂，失声不语，留饮飧泄，痰多呕逆，眩晕，口㖞搐搦，僵仆目眩，小儿惊悸狂妄，胃脘当心而痛，咽嗝不通，偏正头痛。

栀子、全蝎等治疗小儿惊风

【配方】栀子、全蝎、连翘、龙齿、薄荷、钩藤、大黄、黄芩、石决明、蜂蚕各适量。
【用法】水煎服，每日2～3次。
【主治】小儿急惊风。

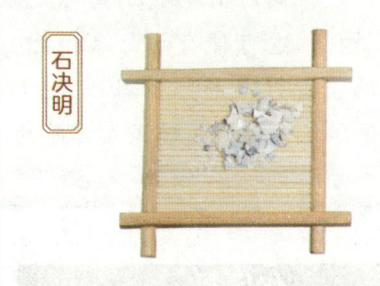

石决明

蝉蜕、甘草等治疗发热惊厥

【配方】蝉蜕6克，钩藤、杭白芍各8克，珍珠母、炒酸枣仁各10克，栀子4克，甘草、黄连、防风、青黛各3克。
【用法】水煎20分钟，每剂煎2次。将2次药液混合，早、中、晚各服1次。第1周每日1剂，连服7剂。第2、3、4周隔日1剂，连服3周。共调理4周。
【主治】预防发热惊厥反复发作。

小儿肺炎

小儿肺炎的主要症状是发热、咳嗽、气促鼻扇等，发病原因主要是感受风寒或风热外邪。其他一些病症中若出现正气虚弱，亦可并发或继发本病。

防风、葱白等治疗小儿肺炎

【配方】防风10～15克，葱白2茎，粳米50～100克。

【用法】取防风、葱白煎取药汁，去渣。先用粳米煮粥，待粥将熟时加入药汁，煮成稀粥服食。

【主治】风寒闭肺型肺炎。

天花粉、没药等治疗肺炎

【配方】天花粉、乳香、大黄、黄柏、樟脑、没药、生天南星、白芷各等份。

【用法】共研细末，以温食醋调和成膏状，备用。将此膏（适量）平摊于纱布上，贴于胸部（上自胸骨上窝，下至剑突、左右以锁骨中线为界），外以胶布固定（或不用），每12～24小时更换1次。

【主治】清热泻火，活血化痰。

淡豆豉、葱须治疗小儿肺炎

【配方】淡豆豉15克，葱须30克，黄酒20毫升。

【用法】豆豉加水1小碗，煮煎10分钟，再加洗净的葱须继续煎煮5分钟，后加黄酒，出锅，趁热顿服。

【主治】小儿肺炎属于风寒闭肺者。

小儿遗尿

小儿遗尿，俗称"尿床"，是指3周岁以上小儿睡中小便自遗，醒后方觉的一种疾病。在临床上较常见。轻者每夜或隔数夜1次，重者每夜尿床2~3次。多因先天不足、下焦虚寒、闭藏失职或脾肺气虚、上虚不能制约于下或湿热蕴结膀胱、气化失司等所致。

丁香、肉桂治疗小儿遗尿

【配方】丁香、肉桂各等份。

【用法】共研为末，贮瓶备用。用时取药粉10~20克，以黄酒（或白酒）调匀后敷于脐部（范围约5厘米×5厘米），外以纱布、三角巾等固定。每日换药1次（临睡前敷药）。连用5~7日，如不再遗尿，继续巩固治疗3日。

【功效】温肾止遗。

【主治】小儿遗尿。

生姜、补骨脂等治疗小儿遗尿

【配方】生姜30克，炮附子20克，补骨脂12克。

【用法】生姜捣烂，余药研细和匀，备用。用时取药膏5~10克敷于脐上，外以纱布盖上，胶布固定。每日换药1次，3次为1个疗程。

【功效】温肾固涩。

【主治】小儿遗尿。

百日咳

百日咳是小儿时期常见的呼吸道传染病。临床以阵发性痉挛性咳嗽，咳后有特殊的吸气性吼声（即鸡鸣样的回声），最后倾吐痰沫而止为特征。本病四季都可发生，但冬春季尤多。5岁以下小儿多见，年龄愈小则病情愈重。病程较长，可持续2~3个月以上。

核桃仁、梨等治疗百日咳

【配方】核桃仁（不去紫衣）、冰糖各30克，梨150克。

【用法】梨洗净，去核，同核桃仁、冰糖共捣烂，加水煮成浓汁。每服1汤匙，每日服3次。

【功效】清热止咳。

【主治】百日咳。

鲜牛胆汁治疗百日咳

【配方】鲜牛胆汁适量。

【用法】上锅蒸干，研成粉末，然后将牛胆粉240克、淀粉240克、白糖520克混合成粉剂。2岁以下小儿每日服0.5~1克，2~5岁小儿每日服1~1.5克，5岁以上儿童每日服1.5~2克，分2~3次服，同时配合对症治疗。

【主治】百日咳。

猪胆汁治疗百日咳

【配方】猪胆汁（1个胆所含的量）。

【用法】胆汁放于铁锅中以文火炼4小时，取出研末。1岁以下小儿服0.5克，1~2岁小儿服1.5克，均加炒熟的面粉少许，分成14包，早、晚各服1包，7日服完。2岁以上小儿药量酌增。

【功效】泻热润燥，清心肺火。

【主治】百日咳。

民间祖传偏方

小儿夜啼

小儿白天如常，入夜则哭闹不安或每夜定时啼哭，甚则通宵达旦，称夜啼。多见于周岁以下的婴幼儿和新生儿。中医认为本病主要因脾寒、心热、惊恐所致。

杏仁、黄芩等治疗小儿夜啼

【配方】杏仁、黄芩、野菊花各5克。
【用法】水煎服。
【功效】镇惊安神。
【主治】肺热惊啼型夜啼。

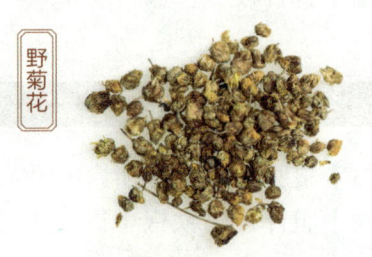

野菊花

蝉花散

【配方】蝉花（和壳）、僵蚕（直者酒炒熟）、甘草（炙）各7.5克，延胡索5.4克。
【用法】共研细末。1岁小儿，每服0.25克；4～5岁小儿，每服1.5克。食后蝉壳汤下。
【主治】惊风，夜啼，咬牙，咳嗽，咽喉肿痛。

牵牛子止啼

【配方】牵牛子7粒。
【用法】研末，用温水调成糊状，备用。于临睡前敷于肚脐上，固定。
【功效】逐水泻火。

大蒜、乳香治疗小儿腹痛夜啼

【配方】大蒜（煨干研细末）1头，乳香1.5克。
【用法】捣匀为丸，如芥子大。每用7粒，乳汁送下。
【主治】小儿腹痛夜啼。

第六章 儿科疾病的治疗

小儿消化不良

消化不良主要是指食物进入体内不能被完全消化吸收的一种病症。轻者可仅表现为腹部不适；重者可出现大便次数增多、便下稀水呈蛋花样、食欲减退、腹胀等，并且因食物未消化吸收，身体长期得不到充足的营养，形体消瘦。

山楂、山药治疗小儿脾虚

【配方】山楂（去核）、山药、白糖各适量。

【用法】山楂、山药洗净蒸熟，冷后加白糖搅匀，压成薄饼。

【功效】健脾消食，和中止泻。

【主治】小儿脾虚久泻、食而腹胀、不思饮食、消化不良。

牛肚、大米治疗小儿病后伤食

【配方】牛肚250克，大米70克，盐少许。

【用法】用盐将牛肚搓洗净，切小丁，与大米一起煮烂粥，加盐调味。食用。

【功效】健脾养胃。

【主治】小儿病后虚弱、食欲不振、四肢乏力。

白糖栗子治疗小儿消化不良

【配方】栗子10枚，白糖25克。

【用法】栗子去皮，加水适量煮成糊膏，下白糖调味。每日2次。成人用量可加倍。

【功效】养肝健脾。

【主治】小儿消化不良、脾虚腹泻。

山药、金糕等增强食欲

【配方】山药500克，豆馅、金糕、白糖各150克，面粉60克，香精、青丝、红丝各少许。

【用法】山药洗净蒸烂，去皮，晾凉，然后捣成泥，加入面粉搓成面团。把面粉团擀开铺平，抹匀豆馅，再摆匀金糕，撒上青丝、红丝和白糖，

民间祖传偏方

切成条状入笼蒸熟。食之。

【功效】补脾胃，助消化。

胃安通降汤

【配方】枳实30克，莪术15克，威灵仙、青皮、陈皮各10克，炒莱菔子20克。

【用法】每日1剂，水煎取汁300毫升，分早、晚餐前30分钟各服150毫升。

【功效】消积导滞，理气通降。

升清降浊汤

【配方】苍术、白术、炒薏苡仁、茯苓各10克，藿香、葛根、陈皮、扁豆、白豆蔻各8克，荷叶、神曲各6克。

【用法】每日1剂，水煎分3次服。

【功效】健脾和胃止泻。

【主治】小儿消化不良性腹泻。

苹果治疗小儿消化不良

【配方】苹果2个。

【用法】洗净，连皮切碎，加水300毫升和少许盐共煮。煮好后取汤代茶饮。1岁以内的小儿可以加糖后再饮，1岁以上小儿可吃苹果泥（将煮熟的苹果去皮、核，捣烂如泥，即为苹果泥）。每次30克，每日3次。

【主治】小儿消化不良。

大枣等治疗小儿消化不良

【配方】大枣（洗净晾干炒焦）10枚，鲜橘皮10克，干橘皮3克。

【用法】开水泡10分钟，代茶饮。

【主治】小儿消化不良。

第七章
妇科疾病的治疗

外阴溃疡

外阴溃疡，多由外阴炎症引起，可见于外阴各部，以小阴唇和大阴唇内侧为多，其次为前庭黏膜及阴道口周围。约有三分之一的外阴癌早期表现为外阴溃疡。

本病常分为急性和慢性两种。急性外阴溃疡多见于非特异性外阴炎，白塞综合征（根据临床表现又分坏疽型、下疳型、粟粒型），疱疹病毒感染，性病（如梅毒、软下疳）等；慢性外阴溃疡可见于结核和癌症。治疗要求保持外阴清洁、干燥；非特异性外阴炎局部选用抗生素；白塞综合征急性期可给类固醇皮质激素以缓解症状。

祖传水火丹

【配方】生石膏、熟石膏各500克，冰片25克，黄连100克，黄丹适量。

【用法】先将黄连用开水3 000毫升泡3天，再将生石膏、熟石膏共研末混匀后，用黄连水飞后阴干。再将黄丹加入至桃红色为度，最后加入冰片粉共研细末，装入瓶中密闭备用。同时，局部常规消毒或用清热解毒的中草药外洗，再将药粉直接撒于溃疡面。同时内服加减龙胆泻肝汤。

【功效】解毒利湿，祛腐生肌。

【主治】外阴溃疡。

儿茶宫颈散

【配方】儿茶、海螵蛸、樟丹各等份，混合研成散剂备用。

【用法】先用1∶1 000新洁尔灭消毒患处，然后在创面均匀撒上散剂。每日用药1~2

次。连用3次以上。

【功效】清热解毒，防腐除湿。

【主治】外阴溃疡。

清热祛湿汤

【配方】①口服方：肾阴虚湿热内蕴型用，南沙参、北沙参各20克，玄参、苦参、山茱萸、石斛、枸杞子、丹参各12克，天花粉、泽泻、杭芍药、佛手片各10克，姜山药15克。肝胆湿热气滞血瘀型：龙胆草、当归、生地黄、野菊花、栀子、茯苓、黄芩各12克，板蓝根、山药、薏苡仁各15克，车前子、柴胡、生甘草各6克。

②外用方：黄连、黄柏、青黛、樟丹、蛇床子、乳香、没药、松香各10克，煅蛤粉、血竭各15克，冰片、硇砂、硼砂各8克。

【用法】①口服方：水煎服，每日1剂，连服10剂为1个疗程。

②外用方：研细粉，贮于瓶内，每日取少许药粉撒布，每日2～3次。

【功效】养阴清热解毒，健脾理气活血。

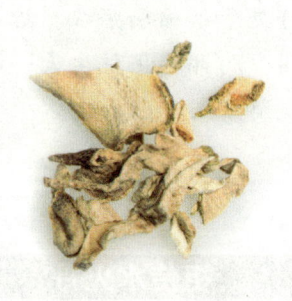

【主治】外阴溃疡。

佛手片

滴虫性阴道炎

滴虫性阴道炎，是感染阴道毛滴虫所引起的阴道炎症，临床上以阴部瘙痒、带下增多（呈灰黄色，污浊，带泡沫，有臭味）为特征，常伴有阴部灼热疼痛、性交痛等，严重者可影响夜间睡眠。个别患者可引起不孕，如有尿路感染，常有尿频、尿痛、血尿等。妇科检查阴道壁可见有散在性出血点，或草莓状的红色突起。

猪胆汁栓剂

【配方】无病猪胆汁1 000克，加热浓缩至黏稠状。取浓缩胆汁25克，加入95%乙醇300毫升，回流4小时，过滤，滤液回收乙醇至原体积的1/4，用丙酮沉淀，得淡黄色絮状固体，即为猪胆汁提取物。制成栓剂，每支50毫克。

【用法】取截石位，用窥器扩张阴道，将药栓放入后穹隆处，仰卧半小时。隔日上药1次，5次为1个疗程。连续治疗1～2个疗程。

【功效】解毒，祛湿，杀虫，止痒。

【主治】滴虫性阴道炎。

灭滴止痒汤

【配方】苦参、生百部、蛇床子、地肤子、白鲜皮各20克，石榴皮、川黄柏、紫槿皮、枯矾各15克。

【用法】加水2 000～2 500毫升，煮沸10分钟，去渣，将药液放入干净的盆内，熏洗阴道和坐浴，最好同时用棉垫蘸盆中药液，轻轻擦洗阴道壁。每日熏洗10～15分钟，每日2次，连用7日为1个疗程。

【功效】清热利湿，收敛杀虫。

【主治】滴虫性阴道炎。

民间祖传偏方

真菌性阴道炎

真菌性阴道炎是感染白念珠菌所引起的阴道炎症。临床比较常见，发病率仅次于滴虫性阴道炎。本病在身体抵抗力下降、阴道抵抗力减弱后易感染。多见于幼女、孕妇、糖尿病患者和绝经后曾用过大剂量雌激素的妇女。特征为阴道分泌物增多，呈白色凝乳状，或稀薄白色呈膜样或片状物，外阴及阴道瘙痒、灼痛，常伴有真菌性外阴炎。

参百蛇洗剂

【配方】苦参、蛇床子各30克，生百部、木槿皮、黄柏、花椒、地肤子各15克，龙胆草20克。

【用法】加水2 000～3 000毫升，水煎30～45分钟去渣，熏洗坐浴。每日1～2次，每次20～30分钟，10日为1个疗程。另将带线消毒纱球重约1.5克，药液浸透，每晚坐浴后置于阴道后穹隆部，线头留在外面，以便次日取出。10日为1个疗程，一般用药1～2个疗程即可治愈。

【功效】清热燥湿，祛风杀虫，止痒。

【主治】真菌性阴道炎，滴虫性阴道炎。

阴道治疗栓

【配方】蛇床子、百部、黄连、苦参、枯矾各15克。经适当提取后，以甘油明胶为基质制为阴道栓剂。

【用法】每晚临睡前洗净双手，再取栓剂1枚，除去包装，放入阴道。10日为1个疗程，1个疗程后阴道分泌物化验检查1次，7日后再复查1次。滴虫性阴道炎，应在用药后连续2次月经后第2～3日，分别再用药5日。治疗期间勤换内裤，禁房事。

【功效】清热止痛，杀虫止痒。

【主治】真菌性阴道炎，滴虫性阴道炎，细菌性阴道炎。

龙胆草

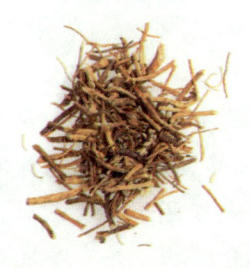

阴道熏洗方

【配方】蛇床子、五倍子、黄柏、花椒、苦参、白鲜皮、木槿皮、百部、地肤子、胡麻各15克，雄黄20克，土茯苓12克，白矾、冰片各10克（均溶化后兑入药汁）。

【用法】将除白矾、冰片外的药材包煎，加白矾、冰片，先以热气熏，待温度适宜时坐浴15～20分钟，取药液冲洗阴道后用棉签蘸药液抹洗。早、晚各1次，2日1剂，每次熏洗前煮沸，6日为1个疗程。

【加减】外阴溃破者去花椒、雄黄，加紫花地丁15克，白带多加滑石15克。

【功效】清热燥湿杀虫。

【主治】真菌性和滴虫性阴道炎。

黄青流浸膏

【配方】黄柏、苦参、白鲜皮、蛇床子、青花椒各150克。

【用法】加适量水煎煮2次，每次半小时，合并两次煎煮液，滤过，药物浓缩至一半，然后分装50毫升瓶，压盖、灭菌（105℃／30分）备用。每次10毫升，加热水（60～80℃）稀释成300毫升，熏洗阴部，每日2次。

【功效】燥湿，止痛痒，杀虫。

【主治】真菌性阴道炎。

急性子宫颈炎

急性子宫颈炎可由化脓性细菌直接感染引起，也可继发于子宫内膜或阴道感染。基本特征是白带量多（多呈脓性），可伴有下腹部、腰骶部坠痛及膀胱刺激征。妇科检查可见子宫颈充血、水肿，子颈管内膜外翻，阴道内有多量脓性分泌物，并有脓性黏液排出。宫颈扪诊可有触痛。

雄黄洗剂

【配方】雄黄30克，苦参、薏苡仁各25克，蛇床子、薄荷各20克，黄柏、生苍术、当归各15克。

【用法】用纱布包煎，加水至2 500毫升煮沸后趁热熏，待温度适宜时坐浴。每日1剂，早晚各熏洗1次，7剂为1个疗程。宜连续用药1~2个疗程。

【加减】外阴部水肿严重者加土茯苓20克；宫颈糜烂者加蒲公英25克，雄黄减至25克。

【功效】清热燥湿，杀虫解毒。

【主治】急性子宫颈炎，滴虫性阴道炎，真菌性阴道炎，慢性宫颈炎等。

阴道浸润方

【配方】红藤、生地黄、乌梅、石榴皮各30克，蒲公英、忍冬藤各20克，仙鹤草、赤芍各15克，生地榆、黄柏各10克。

【用法】共煎诸药，滤出药液200~300毫升，置盆中徐徐浸入阴道，每次浸20~30分钟。每日用药1剂浸润。5次为1个疗程。

【加减】用药后觉阴道干涩者去乌梅、石榴皮，加枸杞子、菟丝子各12克。

【功效】清热解毒，收敛止血，祛腐生新。

【主治】急性子宫颈炎，宫颈糜烂。

急性盆腔炎

女性内生殖器官（子宫体部、输卵管、卵巢）及其周围的结缔组织（又称蜂窝组织）、盆腔腹膜发生急性炎症时，称急性盆腔炎。炎症可局限于一个部位，也可以多个部位同时发生炎症。病原主要为葡萄球菌、链球菌、大肠杆菌等。分娩、流产时所造成的裂伤及胎盘的剥离面，经期子宫内膜的脱落面，及生殖器手术的创面，都是病原进入内生殖器官的途径。少数系由邻近器官的炎症直接蔓延而来。

急性盆腔炎结合病理又分为急性子宫内膜炎及急性子宫肌炎，急性输卵管卵巢炎（又称急性附件炎），急性盆腔结缔组织炎，急性盆腔腹膜炎，盆腔脓肿等。

加减地蚤汤

【配方】蚤休（重楼）、紫花地丁、虎杖各15克，川芎5克，当归、川楝子、玄胡各10克。

【用法】水煎服，每日1剂，口服2～3次。

【加减】热毒偏重者加金银花、连翘、蒲公英；偏血热者加牡丹皮；偏湿热者加川柏；湿重者加车前子、萆薢；瘀滞明显者加山楂肉、桃仁、败酱草；触及包块者选加鸡内金、昆布、枳实、三棱、莪术；疼痛明显者，胀痛甚加枳壳、香附，刺痛加乳香、没药、失笑散，痛在少腹加橘核，痛在腰部加续断、桑寄生。

【功效】疏肝泄热，行气止痛，活血祛瘀。

【主治】急性盆腔炎。

盆腔清解汤

【配方】红藤30克，败酱草、蒲公英各20克，丹参、赤芍、薏苡仁、土茯苓各15克，牡丹皮、黄柏、川楝子、甘草各10克。

【加减】口苦胁痛，带下黄赤相兼，

肝火内郁者，加龙胆草6克；湿浊偏重者，去牡丹皮、赤芍，加苍术、白术各12克；血瘀癥结者，去黄柏、薏苡仁、土茯苓，加桃仁、红花、莪术各10克；大便秘结者，加生大黄10克；下腹胀痛较甚者，加广木香、制乳香、制没药各10克；发热较甚者，加金银花20克，连翘15克；热毒极盛，正气衰败，阴阳欲绝（中毒性休克）者，则以救脱为急务，先以中西医结合进行抢救，中药可予参附龙牡汤扶正救脱，俟症状缓解后，继予上方随症增减治之。

【用法】水煎2次服，每日1剂，严重者6小时服1煎。并将药渣以文火炒热，加食醋50毫升拌匀，布包温熨下腹胀痛处。一般服3～5剂见效。临床症状消失后，进行善后治疗。如脾气虚者，以参苓白术散加减；肝郁者，处以逍遥丸；气血两虚者，予归脾汤或八珍汤；阴虚内热者，仿知柏地黄丸化裁。

【功效】清热解毒，活血散瘀，理气渗湿。

【主治】急性盆腔炎。

红藤灌肠方

【配方】红藤、紫花地丁、败酱草、蒲公英、土茯苓各30克，枳实、枳壳、三棱、莪术、土鳖虫各15克。

【用法】用冷水500～600毫升浸泡30分钟，煎成150～200毫升，药液温度冷却至30℃左右灌肠。先排空大、小便，避开经期，用14号导尿管插入肛门15厘米，用注射器抽吸药液从导尿管缓慢灌入，保留4小时以上。每日1次，以晚上临睡前为宜。10次为1个疗程。如1个疗程效果不明显，可连续进行2～3个疗程。

【功效】清热利湿，化瘀散结。

【主治】急、慢性盆腔炎。

第七章 妇科疾病的治疗

慢性盆腔炎

慢性盆腔炎常由急性盆腔炎未能彻底治疗，或体质较差、病程迁延所致，亦有无急性盆腔炎病史者。病情比较顽固，机体抗病能力低下时可有急性发作。

结合病理变化，又可分为慢性子宫内膜炎（少见），慢性子宫肌炎，慢性输卵管卵巢炎（又称慢性附件炎），慢性盆腔结缔组织炎等。临床常表现为下腹坠痛、腰骶酸痛、痛经，于劳累、性交、经期前后、排便时加重，盆腔瘀血，月经和白带增多。卵巢功能受损时可有月经不调，长期发病可致不孕。

加减清盆汤

【配方】炒川柏6克，蒲公英、忍冬藤、红藤各30克，椿皮、车前子（包煎）、六一散（包煎）各15克，柴胡5克，延胡索10克。

【用法】每日1剂，水煎分2次服，50剂为1个疗程。

【加减】脾虚者加太子参15克，焦白术12克；气滞者加橘叶、青皮各6克，枳壳10克；月经量多加仙鹤草15克，苎麻根20克；挟瘀加茜草15克，失笑散（包煎）12克；不孕者加路路通、桃仁各10克，三棱6克；癥瘕加牛膝12克，红花8克，莪术10克。

【功效】清热解毒，行气利湿。

【主治】慢性盆腔炎。

棱莪七味散

【配方】三棱、莪术、知母各15克，山药30克，天花粉20克，鸡内金（捣碎冲服）5克，鸡血藤50克。

【用法】水煎服每日1剂。

【加减】血瘀兼湿热者，加黄柏、连翘各20克，金银花40克；血瘀兼寒者，加党参、黄芪各25克，肉桂15克，白术20克。

【功效】消瘀化积，活血止痛。

【主治】慢性盆腔炎。

民间祖传偏方

莪术

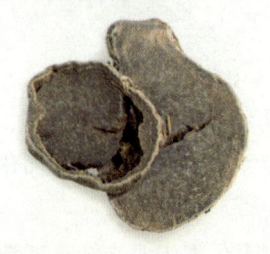

复方消炎丸

【配方】延胡索、川楝子、三棱、莪术、赤芍各15克，土茯苓、丹参、芡实各25克，当归20克，香附10克，山药30克。

【加减】偏热型加苦参、黄柏各15克（即消炎Ⅰ号）；偏寒型加炮姜、茴香各10克（即消炎Ⅱ号）。

【用法】各药洗净，烘干，粉碎，炼蜜为丸，每丸重10克。每次服1~2丸，每日2~3次。1个月为1个疗程。疗程结束后，行妇检判定疗效。3个疗程无效者为无效。

【功效】活血化瘀止痛，软坚散结。

【主治】慢性盆腔炎。

妇科七号片

【配方】败酱草50克，黄芩、薏苡仁、赤芍各30克，柴胡、川楝子、陈皮各15~20克。

【用法】按配方比例，制成糖衣片，每片含生药0.35克。每次服药5片，每日3次，20日为1疗程。7~10日复诊1次，每月内诊1次。连续观察治疗1~3个月。

【功效】清热利湿，活血化瘀。

【主治】慢性盆腔炎。

外阴瘙痒

外阴瘙痒是多种原因所引起的，常因阴道分泌物刺激、尿失禁、尿道瘘、肛裂或肛瘘时外阴皮肤受尿粪浸渍，药物过敏或外部刺激而致。全身原因有糖尿病、维生素缺乏、黄疸、精神因素以及辛辣食物的刺激等。临床上常表现为阴蒂肿大、小阴唇瘙痒不适，有的波及整个外阴及肛门周围，甚者奇痒难忍，坐卧不宁，常在月经期或食用辛辣刺激之物后加剧。检查外阴除有抓痕或红肿外，一般无皮损；长期瘙痒可引起溃破、红肿或继发性感染，转为慢性时可呈苔藓样硬化。

蛇白汤

【配方】蛇床子、白鲜皮、黄柏各50克，荆芥、防风、苦参、龙胆草各15克，薄荷1克（后下）。

【用法】水煎，外用熏洗，每日2次。如阴道内瘙痒可熏洗阴道。10～15日为1疗程，一般1个疗程后即可明显好转或治愈。

【加减】带下多而黄者黄柏加倍，有滴虫者苦参加倍，霉菌感染者龙胆草加倍。对各种有原发病因素引起的并发症应加用其他药物治疗。

【功效】杀菌止痒。

【主治】外阴瘙痒。

花椒汤

【配方】花椒、蒲公英、艾叶各15克。

【用法】加水1 500毫升左右，煮沸后用文火继煎2～3分钟，将水倒入盆中，待水温适宜（60℃）方可洗浴局部10～25分钟，每日2～3次，1剂可供2次煎煮使用。

【功效】杀虫止痒，清热止带。

【主治】外阴瘙痒（湿热型）。

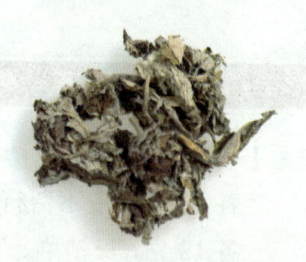

艾叶

民间祖传偏方

子宫肌瘤

子宫肌瘤主要由不成熟的子宫平滑肌细胞增生所致，故又称子宫平滑肌瘤，为女性盆腔最常见的肿瘤。一般认为，子宫肌瘤的主要发病因素为长期大量持续的雌激素刺激，尤其在只有雌激素作用而无孕激素作用时更易发生。临床上常按肌瘤的生长部位不同而分为浆膜下肌瘤、壁间肌瘤、黏膜下肌瘤、宫颈肌瘤、阔韧带肌瘤等。

参芪龙牡汤

【配方】党参、白术、五味子、瓦楞子、龟甲、黄芩各10克，黄芪、鸡内金各12克，生龙骨、煅牡蛎、制首乌各20克，玄参15克。

【用法】每日1剂，3个月为1个疗程，治疗期间停用其他药物。

【加减】月经提前者加二至丸；血多者加芡实、海螵蛸；痛经者加芍药甘草汤或失笑散。

【功效】益气养阴，软坚散结。

【主治】子宫肌瘤。

祛瘀消癥汤

【配方】当归、桃仁、三棱、香附各10克，王不留行、莪术各12克，夏枯草、生贯众、天葵子、续断各15克，生牡蛎、海藻各20克，昆布30克。

【用法】水煎服，每日1剂。若以月水淋漓不断就诊者，用生化汤加龙骨、牡蛎、海螵蛸各20克，伏龙肝30克，三七粉（冲）3克，暂治其标。

【加减】伴乏力、心悸、气短之气血不足者加党参20克，黄芪30克；伴腰腿酸软、头晕耳鸣加女贞子、杜仲各12克，墨旱莲20克；平素带下量多，色黄有味者加薏苡仁30克，并配合燥湿清热之品坐浴。

【功效】祛瘀消癥。

【主治】子宫肌瘤。

化瘀散结汤

【配方】桃仁、水蛭各15克，制大黄12克，生牡蛎、鳖甲、龟甲、猫爪草、夏枯草、昆布、海藻各20克。

【用法】每日1剂，水煎服。经净后开始服药，经期停药。另外可用大黄、芒硝各100克，香附200克，拌米醋适量，炒热后外敷下腹部，药凉为度，每日1次。

【加减】血瘀甚者，加三棱、莪术各12克；兼气滞者，加乌药、香附各10克；气虚明显者，加党参、黄芪各15克；有痰湿者，加象贝、泽泻、车前子各15克。

【功效】活血化瘀，软坚散结。

【主治】子宫肌瘤。

消癥系列方

【配方】①非经期方：当归、川芎、地黄、白芍、桃仁、红花、三棱、莪术、土鳖虫各9克，昆布、海藻、丹参、刘寄奴、鳖甲各15克。
②经期方：当归、地黄、白芍、茜草、刘寄奴、蒲黄炭、川芎各9克，丹参、紫草根各15克，阿胶、益母草各12克。

【加减】若伴有气血虚弱者，在以上二方基础上加黄芪、党参等；湿热明显者加黄连、黄芩等；血热较甚者加栀子、牡丹皮等；伴有肝郁或经前乳胀、小腹作胀者加柴胡、郁金等。

【用法】水煎服，每日1剂。非经期方平时服，经期方经期服。

【功效】活血化瘀，消癥散结。

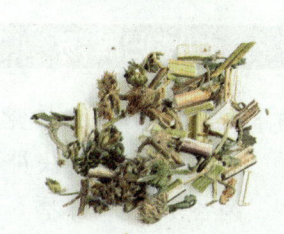

【主治】子宫肌瘤。

益母草

民间祖传偏方

闭 经

闭经是妇科疾病中常见的症状，常由多种原因引起。其中病理性闭经分为原发性和继发性两种。凡年过18岁仍未行经者称为原发性闭经；在月经初潮以后，正常绝经前的任何时间内（妊娠期、哺乳期除外），月经闭止超过3个月称为继发性闭经。

加味真武汤

【配方】干姜10克，附子、白术、白芍、茯苓、肉苁蓉、桃仁15克。

【用法】加水适量，煎2次，共成浓汁200毫升，分2次服。一般35~40剂可愈。

【功效】温阳补肾，健脾通经。

【主治】闭经（肾阳虚者）。

加减归脾汤

【配方】炙黄芪30克，炒党参、炒白术、当归、茯神、龙眼肉各10克，木香、紫河车粉（分吞）各5克，朱远志6克，炙甘草3克。

【用法】上药（除紫河车外）煎汤，用汤吞服紫河车粉。每日1剂，每剂服2次。

【加减】四肢麻木加炒白芍、鸡血藤各12克；腹痛加延胡索、炙鳖甲各12克；形寒加淫羊藿12克、鹿角片10克；体胖腹胀加炒枳壳、泽兰叶、生山楂各10克；腰肌酸楚加杜仲、怀牛膝各12克。

【功效】健脾养心，益气补血。

【主治】人工流产术后闭经。

痛 经

经期前后或行经期间发生痉挛性腹痛或其他不适，以致影响生活和工作称为痛经。痛经又分原发性和继发性两种。原发性痛经又称功能性痛经，是指生殖器官无明显器质性病变的疼痛，常发生在月经初潮或初潮后不久，多见于未婚或未孕妇女，往往经生育后痛经缓解或消失。继发性痛经是指生殖器官有器质性病变，如子宫内膜异位症、盆腔炎、宫腔粘连、子宫内膜息肉等病引起的月经疼痛。

玄灵止痛汤

【配方】延胡索、醋炒五灵脂、白芍各 10～30 克，当归、川芎、甘草各 10～20 克。

【用法】每日 1 剂，水煎，每日 3～4 次服，每次经前 3～5 天开始服用，至经净痛止。3 个月经周期为 1 个疗程。

【加减】气滞血瘀型，加柴胡、香附、桃仁各 6～15 克；寒凝血瘀型，加艾叶、吴茱萸各 10～15 克；血热挟瘀型，加牡丹皮、炒栀子、黄芩各 10～20 克；气血虚挟瘀滞型，加黄芪、党参、熟地黄各 10～20 克。

【功效】活血化瘀，通利血脉，缓急止痛。

【主治】原发性痛经。

当归止痛汤

【配方】当归 30 克，延胡索、川芎、白芍各 20 克，甘草 9 克。

【用法】水煎服，每日 1 剂。于经前 5 日开始服用，服至经净痛止。连服 2～5 个月经周期。

【加减】气滞血瘀型，加香附、乌药、五灵脂、桃仁；寒凝血瘀型，加吴茱萸、桂枝、五灵脂；血热挟瘀型，加生地黄、牡丹皮；气血亏虚型，加黄芪、党参、生地黄、熟地黄；肾虚型，加熟地黄、杜仲、肉苁蓉、巴戟天；头痛加白芷、全蝎；乳房或乳头痛加王不留行、麦芽。

【功效】理气活血，化瘀止痛。

民间祖传偏方

【主治】原发性痛经。

温经止痛散

【配方】肉桂、三棱、莪术、红花、当归、五灵脂、延胡索各12克，丹参30克，木香10克。

【用法】制成冲剂，每剂药分为2小袋，每袋10克，于经前2日开始服用。每日2次，每次1袋冲服，持续至经末后3日停服，连服3个月经周期。

【功效】温经化瘀，理气止痛。

【主治】原发性痛经。

化瘀散膜汤

【配方】蒲黄、五灵脂、青皮各12克，山楂20克，血竭粉10克。

【用法】自完成各项临床及实验室检查后的首次月经净止日起，水煎两次分早、晚两次服完，每日1剂，连服3个月经周期为全疗程。

【加减】偏热型，加红藤、熟大黄；偏寒型，加小茴香、炮姜；至经期蒲黄宜炒，血竭粉易三七粉。

【功效】行气活血，化瘀散膜。

【主治】膜性痛经。

化瘀止痛汤

【配方】丹参9～15克，当归、泽兰叶、赤芍、川芎、桃仁、红花、三棱、牛膝、失笑散（包煎）、制香附、益母草、延胡索各9克。

【用法】经前3～4日开始服药，月经来潮后再服2～3剂，平时根据气滞、血瘀和胞宫虚寒等不同情况分别给予逍遥丸、四制香附丸、艾附暖宫丸等每日一匙吞服。

【加减】怯冷畏寒明显者加肉桂；有乳胀等肝气郁结症状者酌加柴胡、橘叶。

【功效】活血化瘀，理气止痛。

【主治】膜性痛经。

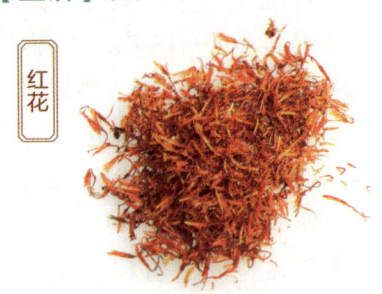

红花

第八章 解毒偏方

解食物中毒偏方

无花果叶解鱼蟹中毒

【配方】无花果新嫩叶适量。
【用法】洗净捣烂绞汁。顿服半杯。
【主治】食鱼蟹中毒。

甘薯叶解河豚及毒菌中毒

【配方】甘薯嫩叶。
【用法】捣烂，冲入开水，大量灌服催吐。不吐再灌，待吐出黏液即奏效。
【主治】误食河豚或毒菌中毒。

生绿豆浆解农药中毒

【配方】绿豆。
【用法】绿豆洗净，浸泡，用小磨加水碾成绿豆浆汁。灌服，每次120～500克，连服数次。
【功效】清热解毒，利尿消肿。
【主治】农药中毒。

胡萝卜缨解砒霜中毒

【配方】胡萝卜缨。
【用法】开水浸泡，尽量饮服。
【功效】胡萝卜缨味辛、甘，性温，解毒利尿。
【主治】砒霜中毒。

杏树皮解杏仁中毒

【配方】杏树皮60克。
【用法】杏树皮，取中间纤维部分，加水200毫升，煮沸20分钟，去渣温服。
【主治】食杏仁过量引起的头痛眩晕、倦怠无力、恶心呕吐、意识不清、呼吸困难、气喘、牙关紧闭。

民间祖传偏方

解烟毒、酒毒偏方

萝卜可戒烟

【配方】萝卜，白糖。

【用法】萝卜洗净，切成细丝，用纱布挤出苦涩的汁液不用。每日清晨吃1小盘加糖的萝卜丝，吃后吸烟就觉得淡而无味，或不再想吸烟，从而慢慢克服烟瘾，达到戒烟的目的。

【功效】戒烟。

白人参、远志等戒烟

【配方】白人参15克，远志45克，地龙45克，鱼腥草50克，白糖100克。

【用法】先将白人参等4味中药放入锅中，加水适量煎煮。每20分钟取煎液1次，加水再煎，共煎取液3次。然后合并煎液，再以小火煎煮浓缩，待煎液较稠厚时加糖，调匀。再煎至用铲挑起即成丝状而不黏手时，停火。趁热将糖倒在涂有食油的大瓷盘中晾凉分割成块即可。经常含食，或想吸烟时吃。

【功效】戒烟。

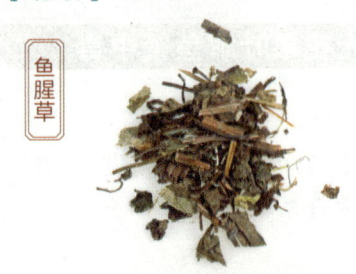

鱼腥草

丁香、肉桂等戒烟

【配方】丁香、肉桂、谷氨酸钠（食用味精）各等份。

【用法】共研细末，贮瓶备用。用时取药粉0.5~1克，用医用凡士林调成膏状，或加少许白酒做成药饼，贴敷于合谷穴、压痛明显侧的甜味穴（在腕背桡侧横纹上约2厘米处），外用胶布固定，24小时后取下。

【功效】戒烟。

第八章 解毒偏方

萝卜解酒后头痛

【配方】萝卜1个，红糖适量。
【用法】洗净后捣成泥状，加适量红糖混合。冷服。
【功效】清肺凉胃，活血通气。
【主治】酒后头痛、头晕。

葛花、萝卜煎治乙醇中毒

【配方】干葛花60克，鲜萝卜500克。
【用法】加水煮沸，边煎边服。服药过程中，应观察患者的变化。
【主治】乙醇中毒。

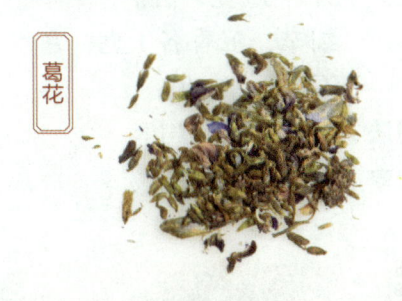

老菱角等解酒毒

【配方】老菱角及鲜菱草茎共150克。
【用法】水煎服。
【主治】饮酒过量中毒。

豆瓣酱缓解烟毒

【配方】豆瓣酱。
【用法】买成品。佐餐。
【功效】豆瓣酱有分解尼古丁的作用，可缓解或减轻烟草的毒害。

田螺、河蚌等治酒醉不省

【配方】田螺、河蚌、大葱、豆豉各适量。
【用法】田螺捣碎，河蚌取肉，同葱与豆豉共煮。饮汁1碗即解。
【功效】祛热醒酒。
【主治】饮酒过量醉而不省人事。

浓茶除口臭解烟酒之毒

【配方】花茶（或红花）适量。
【用法】沸水冲沏，待茶变浓时饮用。
【功效】清心神，凉肝胆。
【主治】口臭，吸烟过量所致的心慌、恶心，并能解酒。

附录

美容保健方

洁齿白牙

在日常生活中，应经常漱口、刷牙，保持口腔清洁卫生，并积极治疗牙齿及口腔各种疾患。避免大量吸烟、饮酒、喝茶、食糖等。洁齿白牙方的作用就是祛风清热、芳香避秽、洁齿涤垢。

盐杏仁洁齿防龋

【配方】盐120克（炒过），杏仁30克（汤浸去皮尖）。
【用法】研成膏，每用擦齿。
【功效】净白牙齿，防龋。

陈醋除牙垢、牙结石

【配方】老陈醋1瓶。
【用法】每晚刷牙前，含半口食醋在口里漱2～3分钟，然后吐出，再用牙刷刷牙（不用牙膏），最后用清水洗净。一般2～3日见效，最多进行8次，即可除去牙垢、牙结石。
【功效】除牙垢、牙结石。

升麻等洁齿白牙

【配方】升麻15克，白芷、藁本、细辛、沉香各1克，寒水石（研）2克。
【用法】捣筛，取药搓齿。
【功效】令齿香且光洁。

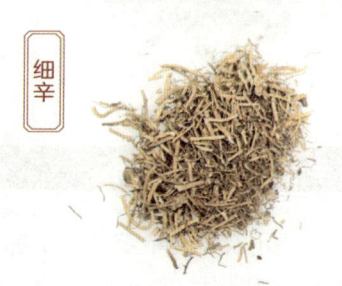

细辛

附录 美容保健方

生眉扶睫

生眉扶睫方通过养血泽毛、益肾滋阴、活血祛风、补肺健脾等途径，促使眉毛睫毛生长旺盛，并可治疗眉毛脱落，防止睫毛倒伏。

蔓荆子可生眉

【配方】蔓荆子(微炒)12克。
【用法】捣筛为末，以醋和，每夜涂之。
【功效】生眉。

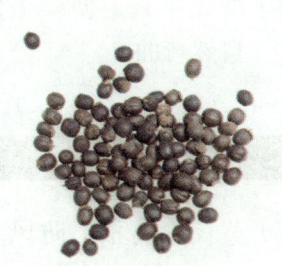

蔓荆子

柏叶等促新眉生长

【配方】柏叶(切)500克，附子(去皮脐生用)60克。
【用法】上药为末，以猪脂和做20丸，每日1丸，在米泔水中化开，洗眉部。连续10日可促新眉生长，余药绵裹，密藏之，无令泄气，以备自用。
【功效】促眉生长。

雄黄末治疗眉落不生

【配方】雄黄末30克。
【用法】用食醋调成糊状后，均匀地涂于眉骨上，可使眉毛再生且黑亮，每日夜睡时涂，次晨洗去。
【主治】眉落不生。

墨旱莲可生眉

【配方】墨旱莲适量。
【用法】捣烂取汁，磨生铁涂之，以手指揩摩，令药气透内，每日涂2～3次。
【功效】促眉生长。

松脂、附子等可生眉

【配方】松脂、附子(去皮脐生用)各60克，蔓荆子250克。
【用法】上药为末，以乌鸡脂和，盛于瓷器中，密封，于屋北阴干，百日药成。细研

·129·

民间祖传偏方

以马鬐音和,薄涂于眉发髭不生处,勿令近面。

【功效】生眉。

松叶、墨旱莲等治疗眉发须不生

【配方】松叶、墨旱莲、马鬐膏(炼成膏者)、韭根各250克,蔓荆子60克,防风(去芦头)、白芷各30克,辛夷仁、川升麻、盐、川芎、独活、桑寄生、藿香、沉香、零陵香各15克。

【用法】药细切,先以桑白皮500克,水8 000毫升,煮取5 000毫升,过滤去渣,盛于瓷器中。每日3～5次,外涂局部。

【主治】血虚风热所致的眉发须不生。

墙上青衣可生眉

【配方】墙上青衣(即土砖所砌之旧墙,表面的黑光)、生铁衣(即铁锈)各等份。

【用法】共研极细末,以水调成稀糊状后,均匀地涂于眉骨上。

【功效】生眉。

垂柳叶治疗眉毛痒落

【配方】垂柳叶适量。

【用法】阴干,捣筛为末,每以生姜汁于生铁器中调,夜间涂之,渐以手摩令热。

【主治】眉毛痒落。

芝麻油助睫生长

【配方】芝麻油适量。

【用法】取新榨的芝麻油,每晚涂于眼睫毛上。

【功效】助睫生长,使睫毛修长而自然弯曲。

扶睫丸

【配方】黄芪、葛根、防风、甘草各300克,当归、白芍各225克,蔓荆子450克,黄芩150克,细辛60克。

【用法】共为细末,炼蜜为丸,每服6克,每日3～5次,用白开水送下。

【功效】养血疏风,起立睫毛。

【主治】卷毛倒睫、昏暗不明等多种目疾。

【注意事项】服用时忌食烟、酒、葱、蒜、萝卜、胡椒、羊肉汤等。

附录　美容保健方

明目益睑

明目益睑方可使目睛澄澈明亮、调视有神、眼睑肌力增强、弹性增强等。既可使睛白瞳黑、目光炯然、视力提高，又能防止眼袋形成，防纹减皱，防止肌肉松弛、老化，起到美化眼目的作用，并能防治视物皆花、目眼混浊、眼睫无力、常欲垂闭，眼脸浮肿等眼部疾患。作用机制为疏风清热、调肝养血、益肾滋阴、健脾益气，助阳活血。

鸡肝、大米等治疗夜盲症

【配方】鸡肝2具，大米100克，盐少许。

【用法】鸡肝切碎，与大米同煮作粥，熟时调入食盐，早、晚分2次服食。

【功效】增加视力。

【主治】夜盲症，眼花。

桑叶、甘菊等平肝明目

【配方】桑叶、甘菊、生地黄、女贞子(研)、生牡蛎各6克，羚羊角尖(锉细为末)、密蒙花、生杭芍药、炒枳壳各4.5克，泽泻3克。

【用法】共为细末，炼蜜为丸，如绿豆大。每服6克，白开水送下。

【功效】平肝明目。

女贞子

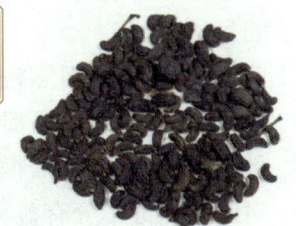

萤火虫、鲤鱼胆可明目

【配方】萤火虫21枚，鲤鱼胆2枚。

【用法】将萤火虫纳入鲤鱼胆中，阴干百日，捣为末，每以少许点眼。

【功效】使目光炯炯，精彩分明。

巴戟、肉苁蓉等明目益视

【配方】巴戟(水浸去心)30克，五味子90克,枸杞子(拣净)12克，肉苁蓉(酒浸1宿焙干)60克，甘菊花150克。

民间祖传偏方

【用法】上药为细末，炼蜜为丸，如梧桐子大。每服50丸，饭前盐酒送下。

【功效】养血填精，明目益视。

甘菊花、霜桑叶等可明目

【配方】甘菊花、霜桑叶、生地黄、夏枯草各9克，薄荷3克，羚羊角尖1.5克。

【用法】水煎，先熏后洗。

【功效】明目。

【附注】此方以药液外用熏洗，直接作用于眼部，可促进眼部新陈代谢和血液循环，对眼睛保健十分有益。

海盐、细茶可眼眸清澈

【配方】海盐、细茶各适量。

【用法】以久开之水冲泡，每早用之洗眼。

【功效】防止眼部组织老化，并使眼眸清澈。

党参、钩藤等可明目益睑

【配方】党参、白术、茯苓、当归、钩藤、全蝎、炙黄芪各12克，银柴胡、升麻、陈皮、甘草各3克。

【用法】水煎服，每日1剂。

【主治】上睑下垂而非重症肌无力所致者。

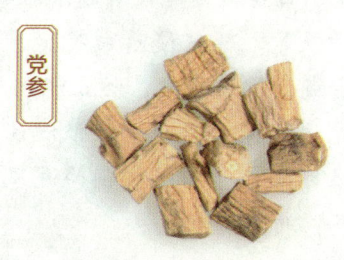

党参

羌活、防风等可明目益睑

【配方】羌活、防风、秦艽、木瓜各12克，黄松节(茯神木)15克，白附子、半夏、胆南星各10克，僵蚕6克。

【用法】水煎，煎煮时加酒1杯，每日1剂，分早、晚2次服。

【功效】祛风、通络、活血。

【主治】上睑突然下垂，为风邪客于胞睑者。

半夏、茯苓等治疗目睛上泡所露处如煤灰

【配方】半夏、茯苓各9克，枳实、橘红各4.5克(麸炒)、乌梅9克(去核)，陈艾3克。

【用法】姜水煎，服汁。

【主治】用于目睛上泡所露处如煤灰者。

附录 美容保健方

健鼻护耳

健鼻护耳方可使耳鼻部皮肤润泽，鼻耐风寒，耳耐冷冻，鼻腔通气正常，耳郭坚韧挺括，并能防治耳部疾患。作用机制为润肺健脾，御风利湿或温经散寒，养血通脉，滋肾泻热。

苍耳子、蝉蜕等健鼻护耳

【配方】苍耳子27克，蝉蜕6克，防风、蒺藜、肥玉竹、百合各9克，炙甘草4.5克，薏苡仁12克。

【用法】水煎温服，每日1剂。

【功效】疏风健脾，能使鼻部肤色明润有光泽，防止鼻部疾患。

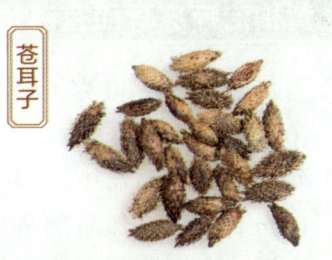

苍耳子

人参、细辛等可预防鼻伤风

【配方】人参、煅鱼脑石各15克，荆芥、桔梗、甘草各10克，细辛3克，诃子6克。

【用法】水煎服，每2日1剂。亦可适当调整用量做丸、散服用。

【功效】通利鼻窍。可预防鼻伤风、鼻尖青紫、鼻流清涕及窒塞不通。

天冬、南沙参等滋润护鼻

【配方】天冬、南沙参、麦冬、黄精、玉竹、生地黄、川贝母各9克，黑芝麻15克。

【用法】水煎温服，每日1剂，分早、晚2次服。

【功效】滋润护鼻，对鼻部色泽异常有治疗作用。

大黄、芒硝等清内热治疗酒渣鼻

【配方】大黄、芒硝、槟榔、白果仁各等份。

【用法】前3味共研为末，调敷患处，每日3~4次。洗净后，再把白果仁嚼烂敷之。

【功效】清内热，涤积邪，消肿凉血。

民间祖传偏方

【主治】酒渣鼻日久不愈。

麻黄、栀子等治疗鼻伤风流涕不止

【配方】麻黄、栀子、生甘草、辛夷各10克，杏仁15克，生石膏30克，苍耳子3克。

【用法】水煎服，每日1剂，分2次服。

【功效】宣肺通窍。

【主治】鼻伤风流清涕不止。

玄参、麦冬等养阴润燥

【配方】玄参、麦冬各15克，生地黄、白芍、枇杷叶、霜桑叶各10克，薄荷3克，川贝母、黑芝麻各12克，牡丹皮、甘草各6克。

【用法】水煎服，每日1剂，早、晚分服。

【功效】养阴润燥，清肺健鼻。能预防鼻部干燥失泽。

罗布麻叶等预防听力减退

【配方】罗布麻叶10克，李子(用沸水烫软去皮除核)1 000克，蜂蜜适量。

【用法】罗布麻叶放入砂锅中加水适量，煎煮20分钟，用纱布过滤，收取滤液备用。将李子放在砂锅或不锈钢锅中，加入罗布麻叶的滤液，煮至汤汁将尽时，加入蜂蜜继续煎煮，随时搅拌翻动，收汁即可。

【功效】清肝，补虚，聪耳。

【附注】常食可预防听力减退。

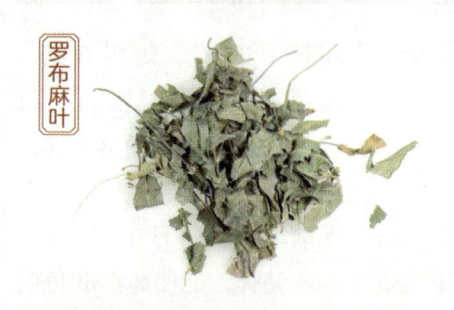

罗布麻叶

当归、黄柏治疗冻耳而有溃烂

【配方】当归、黄柏各30克，麻油20毫升。

【用法】混匀，放入铜器中，加热10分钟左右，然后加适量蜂蜡，待蜡熔化，即可将油收起，待冷后成软膏。用时先以浓茶或甘草汤洗净耳部，拭干，然后再涂本膏，每日1～2次。

【主治】冻耳且有溃烂。

生发茂发

生发茂发方可防治头发脱落而使其生长茂盛，主要用于发落不生或生发不易长者，有滋生美发之功，可令头发速长而黑润。作用机制为填补肾精、养血活血、祛风润燥。用作膏剂、糊剂、酊剂、油剂、汤剂等，用以涂头、沐头、擦头或梳头，亦可以丸剂、汤剂等内服。

羌活、当归等养血生发

【配方】羌活、天麻、白芍、木瓜、菟丝子、当归、熟地黄（酒蒸捣膏）、川芎各120克。

【用法】研为细末，加入地黄膏，炼蜜为丸，如梧桐子大。每次9克，每日2~3次，饭后温酒送服。

【功效】养血生发，祛风活络。

【主治】脂溢性脱发。

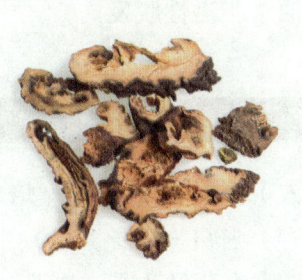

何首乌、赭石等滋阴生发

【配方】何首乌、赭石各30克，生地黄、熟地黄各15克，羌活、独活、蝉蜕各10克。

【用法】水煎服，每日1剂。

【功效】滋阴生发。

【主治】脱发。

零陵香、藿香等治疗妇女发不长

【配方】零陵香、白芷、蔓荆子、生附子、藿香各50克，荆芥枝15克。

【用法】上药为末，绵包扎于瓶内，用香油500克浸，然后用纸封口，埋地内半月，取刷之。

【主治】妇女发不长。

莲花须、卷柏叶等治疗发落不生

【配方】莲花须（阴干）、零陵香各3克，卷柏叶、白芷、川芎、防风各15克。

【用法】细切，以绵裹，加入生花

民间祖传偏方

椒70粒、生麻油250克，浸于新瓶中，埋地下7日，取出涂发。

【主治】发落不生。

熟地黄、鸡血藤等养血生发

【配方】生地黄、熟地黄、鸡血藤、何首乌、桑椹、白芍各15克，生黄芪30克，川芎、墨旱莲各9克，天麻、冬虫夏草、木瓜各6克。

【用法】水煎服，每日1剂。

【功效】滋补肝肾，养血生发。

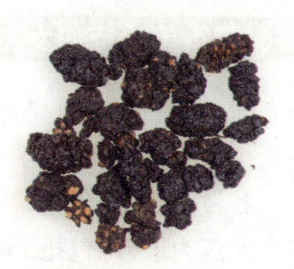

桑椹

熟地黄、何首乌等养血祛风

【配方】熟地黄、当归、川芎、何首乌、木瓜各适量。

【用法】上药为粒，每粒重0.5克，每次4粒，每日2次，温开水送服。

【功效】养血祛风，益肾生发。

【注意事项】脾虚湿盛、腹满便溏者慎用此方。

当归、芍药等养发生发

【配方】当归(去尾)、生干地黄、肉苁蓉(酒洗炙)、芍药各30克，胡粉15克。

【用法】上药为末，炼蜜为丸，如黍米大。每服10粒，煎黑豆汤送下，另磨化涂抹头上。

【功效】养发生发。

【主治】内服、外用双管齐下，用于发不生。

茵陈、地肤子等祛湿生发

【配方】茵陈、土茯苓各30克，地肤子、生薏苡仁、牛蒡子各15克，赤芍、苦参各10克。

【用法】水煎服，每日1剂。

【功效】祛湿生发。

【主治】脂溢性脱发。

二仙丸

【配方】侧柏叶240克(焙干)，当归(全身)120克。

【用法】上药忌铁器，共研为末，以水调和为丸，如梧桐子大。每服50~70丸，早、晚各1服，以黄酒或盐汤送服。

【主治】头发脱落。

附录 美容保健方

乌须黑发

乌须黑发方可使黄白须发变得乌黑光亮，主要用于须发早白或黄枯不泽者。作用机制为滋肾精、充气血，以及护发、荣发、染发等。许多乌须发的外用剂具备直接着色的作用。

黑豆、雪梨滋补肺肾

【配方】黑豆30克，雪梨1～2个。
【用法】梨切片，加适量水与黑豆一起放锅内旺火煮开后，改微火烂熟。吃梨喝汤，每日2次，连用15～30日。
【功效】滋补肺肾，为乌发佳品。

猪肾、杜仲等乌发美发

【配方】猪肾1对，杜仲、核桃肉各30克，蒺藜15克。
【用法】药物和猪肾加适量的水，在旺火上煮30分钟后，改微火炖至猪肾熟烂。食猪肾及核桃肉，饮汤，每日1剂，连服7～10日。
【功效】乌发美发。

菟丝子、茯苓等滋阴补肾

【配方】菟丝子、茯苓、黑芝麻各15克，白莲肉10克，紫珠米100克，食盐适量。
【用法】上药洗净，与紫珠米加适量的水，在旺火上煮开后，移至微火上煮成粥，加少许食盐食用。
【功效】滋阴补肾，乌发美发。

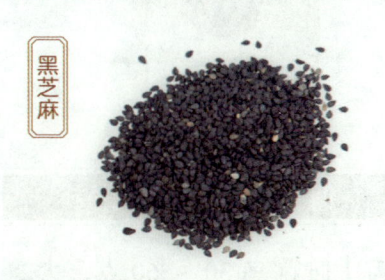

黑芝麻

白檀香、白及等使须发返黑

【配方】白檀香末、香白芷、白及、青黛、甘松香各30克，山柰子90克，滑石、零陵香各60克。
【用法】共研为末，用时以淘米水（发酵后更好）将头发洗净，再将药末30克均匀地撒在

民间祖传偏方

头发上，用梳子反复梳理。
【功效】使须发返黑。

何首乌、枸杞子等乌须发

【配方】何首乌20克，枸杞子15克，大枣6枚，鸡蛋2枚。
【用法】药物与鸡蛋同煮至熟，去药渣后食蛋饮汤。每日1剂，连服10～15日。
【功效】滋阴补肾，乌须发。

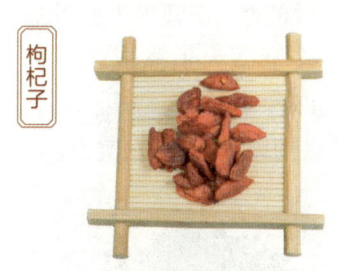

何首乌养血益气

【配方】何首乌30～60克，大枣3～6枚，糯米100克，红糖（或冰糖）适量。
【用法】将何首乌放在砂锅中煎至浓汁后，药渣去掉，然后放入大枣、糯米，文火煮粥待粥将成时，加入适量红糖（或冰糖），再煮开即成。每日1～2次，7～10日为1个疗程，间隔5日再进行下1个疗程。长期食用，方能奏效。
【功效】养血益气，养发乌发。

牛骨乌发美发

【配方】牛骨（或猪骨）适量。
【用法】将骨头砸碎，1份骨头加5份水，用文火煮1～2小时，骨头汤冷却后在容器底部沉积一层黏稠的物质。食用时将骨头汤摇匀，用这种汤炖菜烧汤或当佐料均可。
【功效】乌发美发。

桑椹、黑芝麻等乌发养发

【配方】桑椹（或桑叶）、黑芝麻各适量。
【用法】取适量桑椹（或桑叶）洗净，晒干，研末与4倍的黑芝麻粉拌匀，贮存于瓶中。用时取粉末适量，加入蜂蜜，揉成面团，再分成约10克重的小丸。每日早、晚各服1丸。
【功效】乌发养发。

洁发止痒

洁发止痒方主要用于清洁头发垢污油腻，去屑止痒。作用机制是祛风清热，实卫固表，凉血润燥，除垢止痒等。

乌喙、莽草等祛风除湿

【配方】乌喙、莽草、续断、细辛、辛夷、泽泻、白术、防风、百南草、白芷各60克，柏叶、竹叶（切）各75克，猪脂2 500毫升，生麻油2 500毫升。

【用法】前12味，先以米醋浸渍1宿，再用油脂煎，待白芷色黄即膏成，滤去渣，使用时先洗净头发，以本膏涂之。

【功效】祛风除湿，芳香化浊，养阴润燥，解毒通络。

【主治】头痒，头屑。

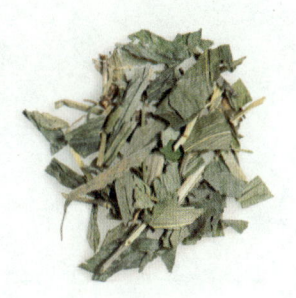

竹叶

米泔清洁头发

【配方】米泔1盆。

【用法】用第二次淘米水洗头发，然后再以温水清洗1遍。

【功效】清热凉血，除污去垢，清洁头发。

【主治】风热头屑，头发多油。

荆芥穗、莎草根等治头屑

【配方】荆芥穗、莎草根（去毛）各150克，甘草（炙切）105克，甘菊花（拣）15克，川芎、白芷、羌活（去芦头）、防风（去叉）各900克。

【用法】上8味捣为细末，炼蜜和匀，每30克分作1饼，每服1饼细嚼，不拘时候。

【主治】诸风及沐发未干致头皮肿痒、多生白屑。

瓦松治疗头痒白屑

【配方】瓦松适量。

民间祖传偏方

【用法】晒干，烧作灰，用两三层纱布将灰包起来，放在温度适宜的水中揉捏，取汁洗头。

【主治】头痒，白屑。

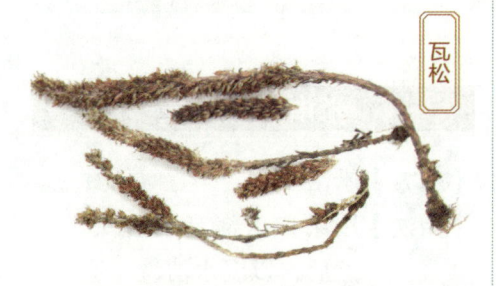

瓦松

藿香、鸡舌香等去白屑

【配方】藿香、甘松香、甲香（炙）、鸡舌香、附子（炮）、续断、乌喙（炮）各15克，泽兰、防风、细辛、白术各12克，白芷、松叶、莽草各21克，柏叶（炙）24克，大皂角（炙）1克，甘草（炙）6克，猪膏500克。

【用法】前17味切细，用棉布包裹，在米醋中浸泡1宿，然后再用猪膏煎烈，待附子色黄时去渣，其膏即成。先用清水洗头，拭干后再涂敷此膏，摩擦头皮，令药膏渐渗入头皮。

【主治】头风，白屑。

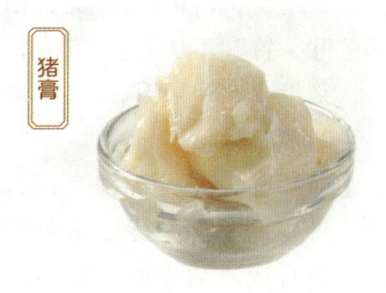

猪膏

润肤悦颜

润肤悦颜方可使面容红润光泽、美观悦目。此类方重在红颜嫩肤，使面部皮肤柔滑细腻，色如桃花，防治脸部皮肤干涩粗糙不泽。主要作用机制是温通活血、祛风散寒、膏泽濡润。

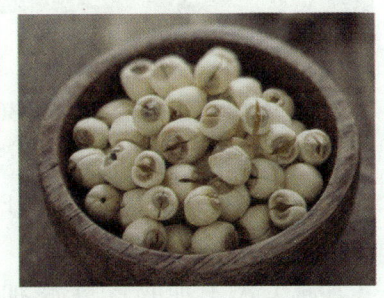

干姜、大枣等保持颜面红白细嫩

【配方】干姜6克，大枣2 000克(干用去核)，白盐60克(炒黄)，炙甘草30克，丁香、木香各1.5克，陈皮适量。

【用法】共捣如泥，每次煎服或点服，不拘量。

【功效】久服可使脾胃健运、气血资生，保持颜面红白细嫩。

莲花、莲子等延年不老

【配方】莲花210克，莲藕240克，莲子270克。

【用法】阴放半干，砂锅蒸熟晒干，研细末炼蜜为丸，如桐子大。每服9克，开水送下。

【功效】健脾补肾，悦色，延年不老。

莲子

朱砂等润肤红颜

【配方】朱砂30克，白蜂蜜适量。

【用法】朱砂研细，加白蜂蜜少许，更研如膏，放入盆中。每于临睡前涂面，次日用浆水洗去。

【功效】润肤红颜。既滋润营养皮肤，又具化妆美容效果。

民间祖传偏方

增白莹面

增白莹面方能使面容色白如玉、光净悦泽。本类方多有明显的增白功效，作用机制是祛风活血、宣肺补肾、涂泽膏润、祛斑莹肌等。

白瓜子仁、桃花等润肤

【配方】白瓜子仁（冬瓜仁）38克，白杨皮15克，桃花30克。

【用法】捣细，饭后服，每日3次，每次3克。30日面白，50日手足俱白。

【加减】欲白，加瓜子；欲赤，加桃花。

【功效】和气血，润皮肤。令皮肤光泽洁白。

【主治】头面手足黑。

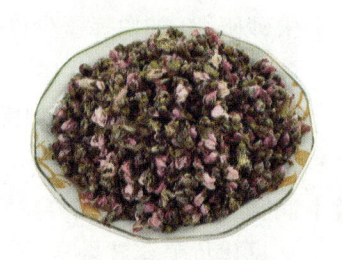

桃花

生半夏祛风白面嫩容

【配方】生半夏适量。

【用法】焙干，研为细末，米醋调匀，贮瓶备用，涂敷面部，从早至晚频涂，3日后用皂角汤洗下。

【功效】散结行瘀，祛风白面，细面嫩容。

绿豆粉、白芷等祛风润肤

【配方】绿豆粉60克，白芷、白及、白蔹、僵蚕、白附子、天花粉各30克，甘粉、山柰、茅香各15克，零陵香、防风、藁本各6克，皂角2个。

【用法】共研为末，每次洗面时用。

【功效】祛风润肤，通络香肌，令面白如玉。

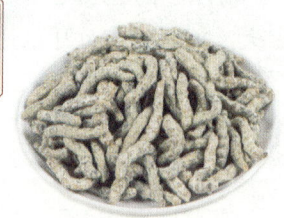

僵蚕

附录　美容保健方

祛斑洁面

祛斑洁面方可祛除各种色斑，使面部洁净光润。内以理气活血、疏肝清热、宣肺补肾，外以祛风活血、清热解毒、祛斑莹肌。使用祛斑洁面方应尽量减少或避免强烈日光照射，少吃辛辣燥热之物，保持心情舒畅。

蜂蜜养肤化斑

【配方】蜂蜜（天然未经加工者为佳）适量。
【用法】蜂蜜搅匀，涂于斑点处。
【主治】对面部皮肤粗糙、黄褐斑、老人斑有一定的作用。
【附注】蜂蜜含有蛋白质，多种矿物质、天然香料、色素、有机酸、酶、维生素等。

醋浸白术治疗雀斑

【配方】醋500克，白术50克。
【用法】用醋浸泡白术7日。以醋涂擦面部，每日数次，连续使用。
【功效】消斑洁面。
【主治】黑斑、雀斑。

民间祖传偏方

抗皱驻颜

抗皱驻颜方可防止或减少面部皱纹、延缓衰老，作用机制为补益气血、益肾填精、调养脾胃、疏风活血、滋养肌肤。

轻粉、淀粉等展皱腻肌细肌

【配方】轻粉、淀粉各9克，密陀僧6克。

【用法】研为细末，另取皂角白仁以热浆水浸成膏，调药末。调制好的药膏应密贮于瓷瓶或有色玻璃瓶中，避免日光照射。

【功效】展皱、腻肌、细肌。

鸡蛋抗皱驻颜

【配方】鸡蛋3枚。

【用法】酒浸鸡蛋，密封4~5日即成。用时，取蛋清敷面。

【功效】润肤，白面，减皱。

白芷、白附子等防皱、祛斑点

【配方】白芷、白蔹、白术各30克，白及15克，白附子、白茯苓（去皮）、细辛各9克。

【用法】筛净，共研极细末，用鸡蛋清调和，做成如弹子大的丸或小指状的短棒，阴干，贮瓶备用。每晚洗脸后，用温浆水在瓷器内磨汁，涂面。

【功效】防皱，祛斑点，令人面光润。

桃花、荷花、芙蓉花活血润肤

【配方】桃花、荷花、芙蓉花各适量。

【用法】春取桃花，夏取荷花，秋取芙蓉花，冬取雪水，煎3花为汤，频洗面部。

【功效】活血，润肤，去皱。

栗子薄皮活血润肤

【配方】栗子适量。

【用法】取栗子上薄皮，研为末，用蜜调和，涂面。

【功效】活血，润肤，展皱。

紫草根、菜油防皱润肤

【配方】紫草根、菜油各适量。

【用法】紫草根洗净晾干研细末，

附录　美容保健方

将其5份掺入60份菜油中，于35℃下搅拌，过6小时后过滤得其液。此液作为化妆油使用，每日涂面部1次。

【功效】防皱润肤。

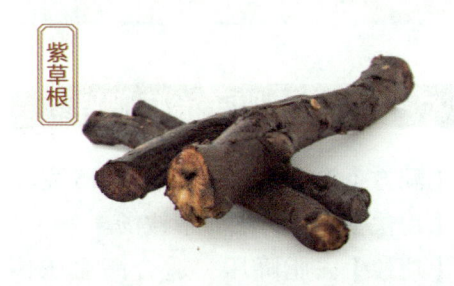

紫草根

胶浆洗面，晚上用此胶浆调和澡豆，涂在面上，第二天早晨用浆水洗去，连续使用。

【功效】舒减皱纹，光润面色，防冻抗裂。

枳实、商陆等洁肤去皱

【配方】枳实、土瓜根、商陆各等份。
【用法】共研细末，贮瓶备用。每日早晨用少许，如日常洗面。
【功效】清热解毒，洁肤去皱。

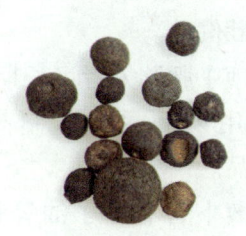

枳实

大猪蹄舒减皱纹防冻、抗裂

【配方】大猪蹄1具。
【用法】猪蹄处理干净放入锅中，加水及清浆水(由粟米加工而成)，不要太满，用小火炖煮，等到皮酥骨烂，滤去杂质即成。白天用此

民间祖传偏方

减肥轻身

减肥轻身方具有消脂减肥，使身体轻灵、健美的作用。作用机制为健脾化湿、祛痰、利水、通腑、温阳、逐瘀等。使用减肥轻身方时，应适当控制饮食，加强锻炼。

萝卜、黄瓜等轻身减肥

【配方】萝卜、韭菜、黄瓜、绿豆芽各适量。

【用法】任选一种或多种，按常法炒食、配制菜肴均可。

【功效】常食可使人轻身减肥、体壮健美。

【注意事项】肥胖人者可长期食用。食用期间尽量节制高脂肪食品。

【附注】萝卜含有芥子油等物质，能促进脂肪类物质新陈代谢，防止脂肪在皮下堆积；韭菜含纤维素较多，有通便的作用，能促进肠道中过剩的营养物排出；黄瓜含有丙醇二酸，能够抑制食物中的碳水化合物在体内转化成脂肪；绿豆芽含水分较多，被身体吸收后产生热量较少，不容易在皮下形成脂肪堆积。

海带、决明子治疗肥胖

【配方】海带10克，决明子15克。

【用法】水煎，吃海带饮汤。

【功效】去脂降压。适合高血压、冠心病及肥胖者减肥食用。

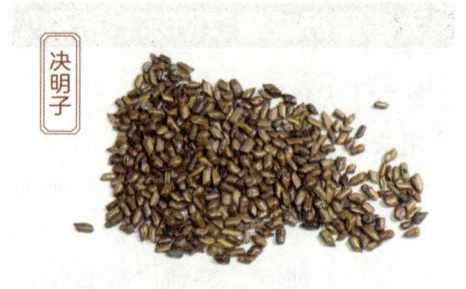

绿豆、海带去脂减肥

【配方】绿豆、海带各100克。

【用法】煮食。每日1剂，连服见效。

【功效】去脂减肥。

玉米须利湿消胖

【配方】玉米须适量。

【用法】开水冲沏，代茶饮。

附录 美容保健方

【功效】利湿轻身。对慢性肾炎、膀胱炎、胆囊炎、风湿痛、高血压、肥胖病等均有一定疗效。

何首乌、泽泻等温阳化脂

【配方】何首乌、泽泻各20克,淫羊藿、黄芪、生山楂、莱菔子、花生壳各30克,白术、防己各15克。

【用法】水煎服,每日1剂。饭前喝1碗药汤,可减少饭量,连服2个月以上。

【功效】温阳化脂,健脾益气,利水减肥。

【主治】各型肥胖症。

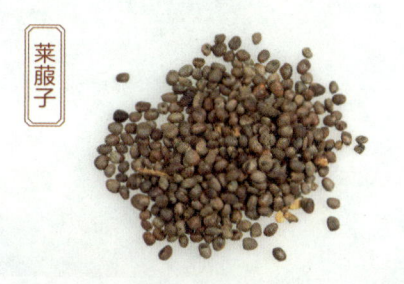

莱菔子

大头菜治疗肥胖症

【配方】大头菜适量。

【用法】水煎,代茶频饮。

【主治】肥胖症。

牵牛子、白术等消食化瘀

【配方】黑、白牵牛子10～30克,炒决明子、泽泻、白术各10克,山楂、制何首乌各20克。

【用法】研为细末,炼蜜为丸,如梧桐子大,早、晚各吞服20～30粒。

【功效】消食化瘀,减肥去脂。

乌龙茶消脂益寿

【配方】乌龙茶3克,槐角、冬瓜皮各18克,何首乌30克,山楂肉15克。

【用法】将后4味共煎,去渣,以其汤液冲泡乌龙茶,饮用。

【功效】消脂减肥。

民间祖传偏方

丰体健身

丰体健身所用药物多为调补气血阴阳之品，可使瘦人中满肥白、强壮健美。

羊肉、当归等使面色红润、容颜有光

【配方】羊肉1 000克，当归、白芍、熟地黄、黄芪各15克，生姜（切）3克，粳米25克。

【用法】羊肉取120克细切，与诸药加入500毫升水的器皿中共煎，去渣，取汁约300毫升，下米煮粥，欲熟，加入生肉再煮，令熟。再用五味调和，即可食用。

【功效】补益气血，对面色萎黄、肌肉消瘦有特效。健康人服用，也可使面色红润、容颜有光。

白面、鸡蛋等温补气血

【配方】白面120克，鸡蛋3枚，白羊肉120克。

【用法】先将羊肉剁细作羹，取3枚鸡蛋清调和面粉，制成面条，在豆豉中煮熟，趁热加入五味调和即成。

【功效】温补气血。用于虚损羸瘦，令人肥白光泽。